实用针灸推拿治疗学

SHIYONG ZHENJIU TUINA ZHILIAOXUE

郑　宾　王　宇　任汉书　丁　鹏　主编

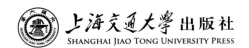

上海交通大学出版社

SHANGHAI JIAO TONG UNIVERSITY PRESS

内容提要

本书首先介绍了临床针灸常规诊法的基本内容，后又以疾病为纲，详细介绍了以中风等为代表的内科常见疾病的针灸治疗，以颈椎间盘突出症和慢性腰肌劳损等为代表的骨科常见疾病的针灸治疗和推拿治疗，以小儿感冒等为代表的儿科常见疾病的推拿治疗，以痛经、子痫等为代表的妇产科常见疾病和以风疹等为代表的皮外科常见疾病的针灸推拿治疗。本书内容丰富、资料翔实，论述深入浅出，实用性强，适合广大医务工作者和医学院校师生阅读使用。

图书在版编目（CIP）数据

实用针灸推拿治疗学 / 郑宾等主编. --上海 ： 上海交通大学出版社，2022.9

ISBN 978-7-313-26505-0

Ⅰ．①实… Ⅱ．①郑… Ⅲ．①针灸疗法②按摩疗法（中医）Ⅳ．①R24

中国版本图书馆CIP数据核字（2022）第156562号

实用针灸推拿治疗学
SHIYONG ZHENJIU TUINA ZHILIAOXUE

主　　编：郑　宾　王　宇　任汉书　丁　鹏
出版发行：上海交通大学出版社　　　　　地　　址：上海市番禺路951号
邮政编码：200030　　　　　　　　　　　电　　话：021-64071208
印　　制：广东虎彩云印刷有限公司
开　　本：710mm × 1000mm 1/16　　　　经　　销：全国新华书店
字　　数：218千字　　　　　　　　　　 印　　张：12.5
版　　次：2022年9月第1版　　　　　　　插　　页：2
书　　号：ISBN 978-7-313-26505-0　　　印　　次：2022年9月第1次印刷
定　　价：198.00元

编委会

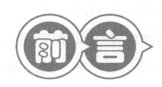

前言

　　针灸推拿是我国中医学的重要组成部分，已有数千年的历史，是一门古老而又年轻、很有发展前途的中医学科，属中医外治法范畴。其涵盖了内、外、妇、儿、骨、皮肤及五官等多个系统的疾病的治疗，且疗效迅速显著，又因无药物毒副作用而被称为绿色疗法。针、灸有别，针法指在体表的腧穴上进行针刺、叩击、放血等操作，灸则指用艾绒做成艾柱、艾条或艾绒装入温灸器中，点燃后熏灼皮肤的一定穴位，进行温热刺激。推拿，又称按摩，古称按跷、案抚，最早见于明朝，后经过手法的发展演变，变成了现在所常见的推拿。

　　近年来，国家制定了一系列保护和支持中医的方针和政策，有力地保障和促进了中医事业的发展。而作为中医学中受众广泛的一门学科，针灸推拿学更是步入了发展的春天，与现代化医疗科技交叉渗透，汲取现代医学的精华，迅速完成更新换代，为人类健康事业做出了贡献。作为新时代的针灸推拿临床工作者，不仅要继承发扬传统医学中的宝贵经验，还应掌握现代科技赋予针灸推拿的新内涵，紧跟上发展的脚步，提高临床诊疗技术，以求更好地为患者服务。为此，我们特组织了一批具有丰富临床经验的编者，将所学基础与临床实际结合编写了本书。

　　本书首先介绍了临床针灸常规诊法的基本内容，后又以疾病为纲，详细介绍了以中风等为代表的内科常见疾病的针灸治疗，以颈椎间盘突出症和慢性腰肌劳损等为代表的骨科常见疾病的针灸治疗和推拿治疗,以小儿感冒等为代表的儿科常见疾病的推拿治疗,以痛经、子痫等为代表的妇产科常见疾病和以风疹等为代表的皮外科常见疾病的针灸推拿治疗。本书编撰时吸收了近年来针灸推拿技术发展的先进成果,并结合了编者们多年的针灸推拿临床经验,内容丰富、资料翔实,论述深入浅出,实用性强,适合广大医务工作者和医学院校师生阅读使用。

由于现代医学发展迅速,加之编写时间仓促、篇幅有限,虽已经反复校对、多次修改,但仍然难免存在疏漏之处,敬请广大读者批评指正,以期再版修订时进一步完善,更好地为大家服务。

《实用针灸推拿治疗学》编委会

2021 年 10 月

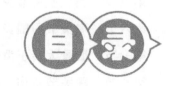

第一章 临床针灸常规诊法

第一节 望 诊

医师运用视觉,对人体全身或局部的一切可见征象及排出物等进行有目的的观察,以了解人体健康状态、测知病情的方法,称为望诊。中医学理论认为,人是一个有机的整体,其体内的气血、脏腑及经络等的病理变化,必然会在体表相应部位表现出来。

一、针灸望诊内容及方法

针灸望诊的主要内容:观察人的神、色、形、态、舌象、络脉、皮肤及五官九窍等情况及排泄物、分泌物的形、色、质、量等。其中经脉、皮肤的望诊对针灸临床有很大价值。

中医望诊分为整体望诊和局部望诊。其中经络望诊属于后者。《灵枢·邪气脏腑病形》中说:"十二经脉,三百六十五络,其血气皆上于面而走空窍",正是由于经络的存在,使脏腑气血的盛衰可通过面部的色泽反映出来。《素问·皮部》曰:"视其部中有浮络者,皆阳明之络也。其色多青则痛,多黑则痹,黄赤则热,多白则寒,五色皆见,则寒热也。"除了病络的寻找对诊断治疗有意义,五色的异常亦对诊断有所帮助。颜色的变化除可以在经络局部体现外,也可看到循经出现的线状变化,如红线、白线、青线及黄线等。临床中,还可见到一些患者的皮肤上沿经络循行出现的斑疹,甚至发生一经串联他经的现象。医师可根据斑疹的色泽、出现的部位来判断出现病变的经络脏腑。如循经皮肤病,它沿着经络呈带状分布,可见于十四经及带脉上。其中发生于足少阴肾经最多,大肠经次之,肺经和心包经再次之。并与该经所属的内脏病变有一定关系。如肾经出现皮疹

— 1 —

者常常伴有泌尿系统、神经系统及精神方面变化；脾经出现皮损者多伴有消化系统病变。如，慢性腹泻、消化不良等。在《黄帝内经》中，对于经络望诊的描述还有很多，如"上热下寒，视其虚脉而陷之于经络者，取之……"。《灵枢·九针十二原》："血脉者，在腧独居，视之独澄，切之独坚"，在邪气实的情况下，血脉在体表明显，切诊应指坚硬，如肝阳上亢之头痛，在太阳穴能看到怒张的血脉，触诊时有较强的搏动感。

二、一般望诊

(一)望神

神是人体生命活动的总称，以精气为物质基础。通常，有广义和狭义之分，广义上讲，指脏腑功能活动的外在表现，是五脏所生之外荣现象的高度概括；狭义上讲，指人的意识、思维、精神及情感活动。

望神是指观察人体生命活动的外在表现，即观察人的精神状态和功能状态。

望神的重点在于观察患者的精神、意识、面目表情、形体动作及反应能力等，特别是眼神的变化。根据神的盛衰和病情的轻重可分为得神、失神及假神。此外，也包括神气不足、神志异常等内容。

(二)望色

望色是医师观察患者面部颜色与光泽的一种望诊方法。颜色就是色调变化，光泽则是明度变化。古人将颜色分为 5 种，即青、赤、黄、白、黑，称为五色诊。五色诊的部位分为面部和全身。故面部五色诊和全身五色诊均称为望色。但由于五色的变化，在面部表现最明显。因此，常以望面色来阐述五色诊的内容。

望面色时应注意辨识常色与病色。

1.常色

常色是指人在正常生理状态下的面部皮肤色泽。常色又有主色、客色之分。

(1)主色：是指人终身不变的基本肤色、面色。由于民族、禀赋、体质不同，每个人的肤色不完全一致。我国多数民族属于黄色人种，一般肤色都呈微黄，所以古人以微黄为正色。在此基础上，有些人可有略白、较黑及稍红等差异。

(2)客色：人与自然环境相应。由于生活条件的变动，人的面色、肤色也会相应发生变化，这叫做客色。例如，随四时、昼夜及阴晴等天时的变化，面色相应改变；再如，由于年龄、饮食、起居、寒暖及情绪等变化，也可引起面色变化，均属于客色。

总之，常色虽有主色、客色之分，但都具有明亮润泽、隐然含蓄的共同特征。

2.病色

病色是指人体在疾病状态时的面部颜色与光泽,可以认为除上述常色之外,其他一切反常的颜色都属病色。病色有青、赤、黄、白及黑5种。

(三)望形体

望形体是指通过观察患者体型、体质等特征来诊察病情的望诊方法。其包括观察身体的强弱胖瘦,体型特征、躯干四肢、皮肉筋骨等。人的形体组织内合五脏,故望形体可以探知内脏精气的盛衰:内盛则外强,内衰则外弱。

(四)望姿态

正常的姿态是指舒适自然,运动自如,反应灵敏,行站坐卧各随所愿,皆得其中。在疾病中,由于阴阳气血的盛衰,姿态也随之发生变化,不同的疾病产生不同的病态。望姿态,主要是观察患者的动静姿态、异常动作及与疾病有关的体位变化。

三、望舌

望舌是通过观察舌象进行诊断的一种望诊方法。舌象是由舌质和舌苔两部分的色泽形态所构成的,所以,望舌主要是望舌质和望舌苔。

(一)舌与脏腑经络的关系

舌与脏腑的联系,主要是通过经脉的循行来实现的。据《黄帝内经》记载,心、肝、脾、肾等脏及膀胱、三焦、胃等腑均通过经脉、经别或经筋与舌直接联系。至于肺、小肠、大肠、胆等,虽与舌无直接联系,但手足太阴相配,手足太阳相配,手足少阳相配,手足阳明相配,故肺、小肠、胆、大肠之经气,亦可间接通于舌。所以说,舌不仅是心之苗窍,脾之外候,而且是五脏六腑之外候。在生理上,脏腑精气可通过经脉联系上达于舌,发挥其营养舌体和维持舌正常功能活动的作用。在病理上,脏腑病变,也可通过影响精气变化而反映于舌。

前人亦有舌体应内脏部位之说,其基本规律:上以候上,中以候右,下以候下。具体划分为下列3种。

1.以脏腑分属诊舌部位

心肺居上,故以舌尖主心肺;脾胃居中,故以舌中部主脾胃;肾居于下,故以舌根部主肾;肝胆居躯体之侧,故以舌边主肝胆。通常认为左边属肝,右边属胆。这种说法,一般用于内伤杂病。

2.以三焦分属诊舌部位

以三焦位置的上下次序来分属诊舌部位,即舌尖主上焦,舌中部主中焦,舌根部主下焦。这种分法多用于外感病变。

3.以胃脘分属诊舌部位

以舌尖部主上脘,舌中部主中脘,舌根部主下脘的分法,常用于胃肠病变。

用舌的各部分候脏腑。临床诊断上,可结合舌质舌苔的诊察加以验证,四诊合参,综合判断。

(二)望舌的内容

望舌的内容可分为望舌质和舌苔两部分。舌质又称舌体,是指舌的肌肉和脉络等组织,望舌质又分为望神、色、形及态4方面。舌苔是舌体上附着的一层苔状物。望舌苔可分望苔色、望苔质两方面。

正常舌象,简称"淡红舌、薄白苔"。具体说,舌体柔软,运动灵活自如,颜色淡红而鲜明,胖瘦老嫩大小适中,无异常形态;舌苔薄白润泽,颗粒均匀,薄薄地铺于舌面,揩之不去,其下有根,与舌质如同一体,干湿适中,不黏不腻等。总之,将舌质、舌苔各基本因素的正常表现综合起来,便是正常舌象。

1.望舌质

(1)舌神:舌神主要表现在舌质的荣润和灵动方面(舌体色泽和舌体运动两方面)。察舌神之法,关键在于辨荣枯。

荣者,荣润而有光彩,表现为舌的运动灵活,舌色红润,鲜明光泽、富有生气,是谓有神,虽病亦属善候。枯者,枯晦而无光彩,表现为舌的运动不灵,舌质干枯,晦暗无光,是谓无神,属凶险恶候。舌神之有无,反映了脏腑、气血及津液之盛衰,关系到疾病预后的吉凶。

(2)舌色:即舌质颜色。一般可分为淡白、淡红、红、绛及青紫几种。除淡红色为正常舌色外,其余都是主病之色。

(3)舌形:指舌体的形状,包括老嫩、胖瘦,点、刺舌,裂纹,齿痕等异常变化。

(4)舌态:指舌体运动时的状态。正常舌态是舌体活动灵敏,伸缩自如,病理舌态有强硬、痿软、颤动、歪斜及吐弄等。

2.望舌苔

正常的舌苔是由胃气上蒸所生,故胃气的盛衰,可从舌苔的变化上反映出来。病理舌苔的形成,一是胃气夹饮食积滞之浊气上升而形成,一是邪气上升而形成。望舌苔,应注意苔质和苔色两方面的变化。

(1)苔质:苔质指舌苔的形质,包括舌苔的厚薄、润燥、腐腻、剥落及有根无根等变化。总之,观察舌苔厚薄,可知病之深浅;舌苔润燥,可知津液的盈亏;舌苔腐腻,可知湿浊的情况;舌苔的剥落和有根无根,可知气血的盛衰及病情的发展趋势等。

（2）苔色：即舌苔之颜色。一般分为白苔、黄苔和灰黑苔 3 类及兼色变化。由于苔色与病邪性质有关，所以，观察苔色可以了解疾病的性质。

3.舌质与舌苔的综合诊察

疾病的发展过程，是一个复杂的整体性变化过程。因此，除分别掌握舌质、舌苔的基本变化及其主病外，还应同时分析舌质和舌苔的相互关系。一般认为，察舌质重在辨正气虚实，也包括邪气性质；察舌苔重在辨邪气浅深与性质，也包括胃气之存亡。就两者联系而言，必须合参才能全面认识。无论两者单独变化还是同时变化，都应综合诊察。一般情况下，舌质与舌苔变化是一致的，其主病往往是各自主病的综合。如里实热证多见舌红苔黄而干；里虚寒证多见舌淡苔白而润。但是也有两者变化不一致的时候，这就更需四诊合参，综合评判。如苔白虽主寒主湿，但若红绛舌兼白干苔，则属燥热伤津，由于燥气化火迅速，苔色尚未转黄，便已入营；再如白厚积粉苔，则主邪热炽盛，并不主寒；灰黑苔可属热证，亦可属寒证，须结合舌质润燥来辨识。有时两者虽主病矛盾，但仍需合看。如红绛色白滑腻苔，在外感属营分有热，气分有湿；在内伤为阴虚火旺，又有痰浊食积。

（三）望舌方法与注意事项

望舌要讲究方式方法，注意一些问题，分述如下。

1.伸舌姿势

望舌时要求患者把舌伸出口外，充分暴露舌体。口要尽量张开，伸舌要自然放松、毫不用力，舌面应平展舒张，舌尖自然垂向下唇。

2.顺序

望舌应循一定顺序进行，一般先看舌苔，后看舌质，按舌尖、舌边、舌中及舌根顺序进行。

3.光线

望舌应以充足而柔和的自然光线为好，面向光亮处，使光线直射口内，要避开有色门窗和周围反光较强的有色物体，以免舌苔颜色产生假象。

4.饮食

饮食对舌象影响也很大，常使舌苔形、色发生变化。咀嚼时与食物反复摩擦，可使厚苔转薄；刚刚饮水，可使舌面湿润；过冷、过热的饮食以及辛辣等刺激性食物，可使舌色改变。此外，某些食物或药物会使舌苔染色，出现假象，称为"染苔"。这些都是因外界干扰导致的一时性虚假舌质或舌苔，与患者就诊时的病变并无直接联系，不能反映病变本质。因此，临床遇到舌的苔质与病情不符，或舌苔突然发生变化时,应注意询问患者近期尤其是就诊前一段时间内的饮食、服药等情况。

四、其他望诊

望局部情况,又称分部望诊,是在整体望诊的基础上,根据病情或诊断需要,对患者身体某些局部进行重点、细致观察。由于整体病变可以反映在局部,所以望局部有助于了解整体的病变情况。

(一)望头面部

1.望头

望头部主要是观察头之外形、动态及头发的色质变化和脱落情况,以了解脑、肾病变及气血盛衰。

(1)望头形:小儿头形过大或过小,伴有智力低下者,多因先天不足,肾精亏虚;头形过大,可因脑积水引起。望小儿头部,尤须诊察颅囟。

(2)望发:正常人发多浓密色黑而润泽,是肾气充盛的表现。发稀疏不长,是肾气亏虚的表现。

2.望面部

人的正常面容应该具备以下条件:①有朝气;②表情丰富;③从容;④无痛苦貌;⑤无意识障碍;⑥精神无异常;⑦无浮肿;⑧无贫血及黄疸;⑨给人理智的印象。

(二)望五官

望五官是对目、鼻、耳、唇、口、齿龈及咽喉等头部器官的望诊。诊察五官异常变化,可以了解脏腑病变。

1.望目

望目主要指望目的神、色、形、态。人之两目有无神气,是望神的重点。凡视物清楚、精彩内含、神光充沛者,是眼有神。正常人瞳孔呈圆形,双侧等大等圆,在自然光线下直径为2～5 mm,边缘整齐,对光反应灵敏,眼球运动灵活。

2.望鼻

望鼻主要是审察鼻之颜色、外形及其分泌物等的变化。鼻色明润,是胃气未伤或病后胃气来复的表现。

3.望耳

正常耳部色泽微黄而红润,是气血充足之象;耳部肉厚而润泽,是先天肾气充足之象。当身体某部有了病变时,就可能在耳郭相应部位出现充血、变色、丘疹、水泡、脱屑、糜烂或明显压痛等病理改变。

4.望口与唇

望唇要注意观察口唇的色泽和动态变化。唇部望诊的临床意义与望面色相同,但因唇黏膜薄而透明,故其色泽较之面部更为明显。唇以红而鲜润为正常。

5.望齿与龈

望齿龈应注意其色泽、形态和润燥的变化。

6.望咽喉

咽喉疾病症状较多,如咽喉红肿而痛,多属肺胃积热;红肿而溃烂,有黄白腐点是热毒深极;鲜红娇嫩,肿痛不甚是阴虚火旺。

如咽部两侧红肿突起如乳突,称乳蛾,是肺胃热盛,外感风邪凝结而成;如咽间有灰白色假膜,擦之不去,重擦出血,随即复生者,是白喉。因其有传染性,故又称"疫喉"。

(三)望躯体

躯体部的望诊包括颈项、胸、腹、腰、背及前后二阴的诊察。

1.望颈项部

颈项是连接头部和躯干的部分,其前部称为颈,后部称为项。颈项部的望诊,应注意外形和动态的变化。

(1)外形变化:颈前颔下结喉之处,有肿物和瘤,可随吞咽移动,皮色不变也不疼痛,缠绵难消,且不溃破,为颈瘿,俗称"大脖子";颈侧颔下,肿块如垒,累累如串珠,皮色不变,触觉疼痛,谓之瘰疬。

(2)动态变化:如颈项软弱无力,谓之项软;如后项强直,前俯及左右转动困难者,称为项强;如睡醒之后,项强不便,称为落枕;如颈项强直、角弓反张,多为肝风内动。

2.望胸部

横膈以上,锁骨以下的躯干部谓之胸。望胸部要注意外形变化。

正常人胸部外形两侧对称,呼吸时活动自如。若小儿胸廓向前、向外突起,变成畸形,称为鸡胸,多因先天不足,后天失调,骨骼失于充养所致;若胸似桶状,咳喘、羸瘦者,是风邪痰热,壅滞肺气所致;若患者肋间饱胀,咳则引痛,常见于饮停胸胁之悬饮证;若肋部硬块突起,连如串珠,是佝偻病,因肾精不足,骨质不坚,骨软变形所致;若乳房局部红肿,甚至溃破流脓者,是乳痈,多因肝失疏泄,乳汁不畅,乳络壅滞而成。

3.望腹部

横膈以下,骨盆以上的躯干是腹部。腹部望诊主要诊察腹部形态变化。

如腹皮绷急,胀大如鼓者,称为臌胀。其中,立、卧位腹部均高起,按之不坚者为气臌;若立位腹部膨胀,卧位则平坦,摊向身侧者,属水臌;患者腹部凹陷如舟者,称腹凹,多见于久病之人,脾胃元气大亏,或新病阴津耗损,不充形体;婴幼儿脐中有包块突出,皮色光亮者谓之脐突,又称脐疝。

4.望背部

由项至腰的躯干后部称为背。望背部主要观察其形态变化。

如脊骨后突,背部凸起的称为充背,常因小儿时期,先天不足,后天失养,骨失充,脊柱变萑所致;若患者病中头项强直,腰背向前弯曲,反折如弓状者,称为角弓反张,常见于破伤风或痉病。痈、疽、疮、毒,生于脊背部位的统称发背,多因火毒凝滞肌腠而成。

5.望腰部

季肋以下,髂嵴以上的躯干后部谓之腰。望腰部主要观察其形态变化。

如腰部疼痛,转侧不利者,称为腰部拘急,可因寒湿外侵,经气不畅,或外伤闪挫,血脉凝滞所致。腰部皮肤生有水疱,如带状簇生,累累如珠者,叫缠腰火丹。

6.望前阴

前阴又称"下阴",是男女外生殖器及尿道的总称。前阴有生殖和排尿的作用。

(1)阴囊:阴囊肿大,不痒不痛,皮泽透明的,是水疝;阴囊肿大,疼痛不硬的是㿉疝;阴囊内有肿物,卧则入腹,起则下坠,名为狐疝。

(2)阴茎:阴茎萎软,缩入小腹的是阴缩,内因阳气亏虚,外感寒凝经脉而成;如阴茎硬结,破溃流脓者,常见于梅毒内陷,毒向外攻之下疳证。

(3)女阴:妇女阴中突物如梨状,称阴挺。因中气不足,产后劳累,升提乏力,致胞宫下坠阴户之外。

7.望后阴

后阴即肛门,又称"魄门",有排大便的作用。后阴望诊要注意脱肛、痔瘘和肛裂。

肛门上段直肠脱出肛外,名为脱肛。肛门内外之周围有物突出,肛周疼痛,甚至便时出血者,是为痔疮。其生于肛门之外者,称外痔;生于肛门之内者,称内痔;内外皆有,称混合痔。若痔疮溃烂,日久不愈,在肛周发生瘘管,管道或长或短,或有分支或通入直肠,叫肛瘘。肛门有裂口,疼痛,便时流血,称肛裂。

(四)望四肢

四肢,是两下肢和两上肢的总称。望四肢主要是诊察手足、掌腕及指趾等部位的形态色泽变化。

1.望手足

手足拘急,屈伸不利者,多因寒凝经脉所致。其中,屈而不伸者,是筋脉挛急;伸而不屈者,是关节强直。手足抽搐常见于邪热亢盛,肝风内动之痉病;扬手掷足,是内热亢盛,热扰心神的表现。手足振摇不定,是气血俱虚,肝筋失养,虚风内动的表现。四肢肌肉萎缩,多因脾气亏虚,营血不足,四肢失荣之故。半身不遂,是瘫痪病。足痿不行,称下痿证。胫肿或跗肿,指压留痕,都是水肿之症。足膝肿大而股胫瘦削,是鹤膝风。

2.望掌腕

掌心皮肤燥裂,疼痛,迭起脱屑,称鹅掌风。

3.望指趾

手指挛急,不能伸直者,是"鸡爪风"。指趾关节肿大变形,屈伸不便,多系风湿久凝,肝肾亏虚所致。足趾皮肤紫黑,溃败流水,肉色不鲜,味臭痛剧,为脱疽。

(五)望皮肤

望皮肤要注意皮肤的色泽及形态改变,以及皮肤病证。

1.色泽与形态变化

见表1-1。

表1-1 望皮肤色泽与形态变化的临床表现及意义

类型			临床表现	临床意义
色泽	皮肤发赤	丹毒	抱头火丹,发于头面	风热化火
			流火,发于小腿	湿热化火、外伤染毒
			赤游丹	风热化火
	皮肤发黄	黄疸	阳黄	湿热内蕴,胆汁外溢肌肤
			阴黄	寒湿阻遏,胆汁外溢肌肤
	皮肤发黑		色黑而晦暗	肾阳衰竭
			色黑而干枯不荣	劳伤肾精
	皮肤白斑		白驳风	风湿侵袭,气血不荣
形态	皮肤干燥		皮肤干涩不荣	津液已伤、营血亏虚
	皮肤甲错		皮肤干枯粗糙,状如鱼鳞	瘀血日久
	皮肤硬化		皮肤粗糙而硬肿,失去弹性	外邪侵袭、先天禀赋不足

2.皮肤病症

(1)斑疹:具体见表1-2。

表 1-2　斑疹的临床表现及意义

类型	临床表现			临床意义
斑	色深红或青紫,点大成片,平铺于皮肤,抚之不碍手,压之不退色	阳斑	色深红或紫红,兼身热、面赤、脉数等实热表现	热邪亢盛,内迫营血
		阴斑	色淡青或淡紫,隐隐稀少,兼面白、神疲、脉虚等气虚表现	脾气虚衰,血失统摄
疹	色红,点小如粟,高出皮肤,抚之碍手,压之退色	麻疹	先见于耳后发际,延及颜面、躯干、四肢	外感风热时邪
		风疹	疹色淡红,细小稀疏,伴瘙痒	外感风邪
		瘾疹	淡红或淡白丘疹,大小形态各异,高出皮肤,搔之融合成片,伴瘙痒,高出皮肤,出没迅速	外感风邪或身体过敏

（2）疮疡：具体见表 1-3。

表 1-3　疮疡的临床表现、特点及临床意义

类别	临床表现	特点	临床意义
痈	红肿高大,根盘紧束,灼热疼痛	未脓易消,已脓易溃,疮口易敛	阳证。湿热火毒蕴结,气血瘀滞
疽	漫肿无头,皮色不变或晦暗,局部麻木,不热	未脓难消,已脓难溃,脓液稀薄,疮口难收	阴证。气血亏虚,阴寒凝滞
疔	形小如粟,根硬而深,麻木疼痛,多发于颜面手足	邪毒深重,易于扩散	外感风热或内生火毒
疖	形小而圆,红肿热痛不甚,出脓即愈	病位浅表,症状轻微	外感热毒或湿热内蕴

（3）水疱：具体见表 1-4。

表 1-4　水疱的临床表现及意义

类型	临床表现	临床意义
白㾦	白色小疱疹,晶莹如粟,高出皮肤。多发于颈胸部,四肢偶见,面部不发	外感湿热郁于肌肤,汗出不彻,多见于湿温病
水痘	粉红色斑丘疹,快速形成小水疱,晶莹明亮,皮肤易破,分批出现,大小不等	外感湿热时邪,小儿常见,具有传染性
湿疹	红斑伴有瘙痒,迅速形成丘疹,破后渗出液,形成红色湿润糜烂面	湿热蕴结,复感风邪,郁于肌肤

(六)望排出物

望排出物包括望痰涎、呕吐物及二便。

1.望痰涎

痰涎是机体水液代谢障碍的病理产物,其形成主要与脾肺两脏功能失常有密切关系,故古人说:"脾为生痰之源,肺为贮痰之器。"这里所指的是咳唾而出的有形之痰涎。痰黄黏稠,坚而成块者,属热痰,因热邪煎灼津液所致;痰白而清稀,或有灰黑点者,属寒痰,因寒伤阳气,气不化津、湿聚而为痰;痰白滑而量多,易咯出者,属湿痰,因脾虚不运,水湿不化,聚而成痰,滑利易出;痰少而黏,难于咳出者,属燥痰,因燥邪伤肺;痰中带血,或咳吐鲜血者,为热伤肺络;口常流稀涎者,多为脾胃阳虚证;口常流黏涎者,多属脾蕴湿热。

2.望呕吐物

胃中之物上逆,自口而出为呕吐物。胃气以降为顺,若胃气上逆,使胃内容物随之反上出口,则成呕吐。由于致呕的原因不同,故呕吐物的性状及伴随症状亦因之而异。若呕吐物清稀无臭,多是寒呕,由脾胃虚寒或寒邪犯胃所致;若呕吐物酸臭秽浊,多为热呕,因邪热犯胃,胃有实热所致;若呕吐痰涎清水,量多,多是痰饮内阻于胃;呕吐未消化的食物,腐酸味臭,多属食积;若呕吐频发频止,呕吐不化食物而少有酸腐,为肝气犯胃所致;若呕吐黄绿苦水,因肝胆郁热或肝胆湿热所致;若呕吐鲜血或紫黯有块,夹杂食物残渣,多因胃有积热或肝火犯胃,或素有瘀血所致。

3.望大便

主要是查大便的颜色及便质、便量。大便色黄,呈条状,干湿适中,便后舒适者,是正常大便。大便清稀,完谷不化,或如鸭溏者,多属寒泻;如大便色黄,稀清如糜,有恶臭者,属热泻;大便色白,多属脾虚或黄疸;大便燥结者,多属实热证;大便干结如羊屎,排出困难,或多日不便而不甚痛苦者为阴血亏虚。大便如黏冻而夹有脓血且兼腹痛,里急后重者,是痢疾。便黑如柏油,为胃络出血。小儿便绿,多为消化不良的征象。大便下血,有两种情况,如先血后便,血色鲜红为近血,多见于痔疮出血;若先便后血,血色褐黯为远血,多见于胃肠病。

4.望小便

观察小便要注意颜色,尿质和尿量变化。正常小便颜色淡黄,清净不浊,尿后有舒适感。如小便清长量多,伴有形寒肢冷,多属寒证。小便短赤量少,尿量灼热疼痛,多属热证。尿浑如膏脂或有滑腻之物,多是膏淋;尿有砂石,小便困难而痛,为石淋。尿中带血,多为下焦热盛,热伤血络之尿血;尿血并伴有排尿困难而灼热刺痛者,为血淋。尿混浊如米泔水,形体日瘦者多为脾肾虚损。

第二节 闻 诊

闻诊是医师通过听声音和嗅气味来了解病体所发出的各种异样声音和气味,以诊察疾病的方法。这种诊察方法是不可或缺的,也是医师获得客观体征的一个重要途径。

一、针灸闻诊的内容与方法

针灸闻诊的内容、方法与内科基本相同。听声音包括听辨患者的声音、呼吸、语言、咳嗽、心音、呕吐、呃逆、嗳气、太息、喷嚏、呵欠及肠鸣等各种响声。嗅气味包括嗅辨病体发出的异常气味、排出物及病室的气味。

二、听声音

听声音,主要是指通过听辨患者言语气息的高低、强弱、清浊及缓急等变化,以及咳嗽、呕吐、呃逆及嗳气等声响的异常,以判别病情的寒热虚实等性质的诊病方法。

(一)正常声音

人在正常生理状态下的声音,具有发声自然、音调和畅、刚柔相济等共同特点。同时由于性别、年龄、体格等形质禀赋之不同,正常人的声音亦各有不同,男性多声低而浊,女性多声高而清,儿童则声音尖利清脆,老人则声音浑厚低沉。

此外,声音与情志的变化也有关系。如怒时发声多忿厉而急,悲时发声多悲惨而断续等。这些因一时感情触动而发的声音,也属于正常范围,与疾病无关。

(二)病变声音

1.病变声音

病变声音指疾病反映于声音上的变化。一般来说,是指在正常生理变化范围之外,患者的语声、呻吟、惊呼及太息等异常声响。

2.语言异常

"言为心声",故语言异常多属心的病变。一般来说,语声低微,时断时续者,多属虚证;语声高亢有力者多属实证;沉默寡言者多属虚证、寒证;烦躁多言者,多属实证、热证。

3.呼吸异常与咳嗽

呼吸异常与咳嗽皆属于肺病常见的症状。肺主气,司呼吸,肺的功能正常则呼吸调畅,气体得以正常交换。当外邪侵袭或其他脏腑病变传变到肺时,会导致肺气不利而出现呼吸异常和咳嗽等症。

(1)呼吸异常主要表现为喘、哮、上气、短气及少气等现象。

(2)咳嗽是肺失肃降,肺气上逆的表现。"咳"是指有声无痰,"嗽"是指有痰无声,"咳嗽"为有声有痰。

4.呕吐、嗳气与呃逆

呕吐、嗳气与呃逆均由胃气上逆所致,因病邪影响部位不同,而见呕吐、嗳气与呃逆的不同表现。

三、嗅气味

嗅气味,主要是通过嗅辨患者病体、排出物、病室等的异常气味,用以了解病情,判断疾病寒热虚实的诊察方法。

(一)病体气味

1.口臭

口臭是指患者张口时,口中发出臭秽之气。多见于口腔本身病变或胃肠有热之人。口腔疾病所致之口臭,可见于牙疳、龋齿或口腔不洁等。胃肠有热所致之口臭,多见胃火上炎,宿食内停或脾胃湿热之证。

2.汗气

由于引起出汗的原因不同,所致汗液气味也不同。若外感六淫邪气,如风邪袭表,或卫阳不足,肌表不固,则汗出多无气味。若气分实热壅盛,或久病阴虚火旺之人,则汗出量多而有酸腐之气。若痹证风湿之邪久羁肌表化热,则汗出色黄而带有特殊臭气。阴水患者出汗若伴有"尿臊气"则是病情转危的险候。

3.鼻臭

鼻臭是指鼻腔呼气时有臭秽气味。其因有三:一是鼻涕,如鼻流黄浊黏稠腥臭之涕为鼻渊,常缠绵难愈、反复发作。二是鼻部溃烂,如梅毒、疠风或癌肿可致鼻部溃烂,而产生臭秽之气。三是内脏病变,若鼻呼出之气带有"烂苹果味",是消渴病之重症;若呼气带有"尿臊气",多见于阴水患者,是病情垂危的险症。

4.身臭

身体有疮疡溃烂流脓水或有狐臭,漏液等均可致身臭。

(二)排出物气味

排出物包括痰、涕、二便、经、带及恶露等,临床上,除医师直接闻诊所得外,还可以通过询问患者或陪护者而获知。这里主要论述呕吐物,二便及经、带、恶露之气味。

(三)病室气味

病室气味是由病体本身或其排出物、分泌物散发而形成的。临床上,常作为推断病情及诊察特殊疾病的参考。

第三节 问 诊

问诊,是医师通过询问患者或陪诊者,了解疾病的发生、发展、治疗经过、现在症状和其他与疾病有关的情况,以诊察疾病的方法。

问诊的目的在于充分收集其他三诊无法取得的与辨证关系密切的资料。如疾病发生的时间、地点、原因或诱因,以及治疗的经过、自觉症状、既往健康情况等,是辨证中不可缺少的重要证据之一。掌握了这些情况有利于医师对疾病的病因、病位、病性做出正确判断。

正确的问诊往往可以把医师的思维判断引入正确轨道,有利于其对疾病做出迅速准确的诊断。对于复杂的疾病,也可通过问诊为下一步继续诊察提供线索。一般来说,患者的主观感觉最真切,某些病理信息,目前还不能用仪器测定,只有通过问诊才能获得真实的病情。在辨证中,问诊获得的资料所占比重较大,其资料最全面,最广泛。

一、针灸问诊的内容与方法

问诊的主要内容:一般项目、主诉和病史及现在症状等。问诊时要做到恰当准确,简要而无遗漏,应当遵循以下原则。

(一)确定主诉

围绕主诉进行询问。问诊时,应首先明确患者的主诉是什么。因为主诉反映的多是疾病的主要矛盾。抓住了主诉,就是抓住了主要矛盾,然后围绕主诉进行分析归纳,初步得出所有可能出现的疾病诊断,再进一步围绕可能的疾病相关情况进行询问,以便最终得出确切的临床诊断或印象诊断。

(二)问辨结合

边问边辨。门诊时,不是全部问完之后再做综合分析,而是一边问,一边对患者或陪诊者的回答加以分析辨证,采取类比的方法,与相似证中的各个方面加以对比,缺少哪些情况的证据就再进一步询问,可以使问诊的目的明确,做到详而不繁,简而不漏,搜集的资料全面准确。问诊结束时,医师头脑中就可形成一个清晰的印象诊断或结论。

二、问一般情况

问一般项目,包括姓名、性别、年龄、民族、职业、婚否、籍贯、现单位及现住址等。

询问和记录一般项目,可以加强医患联系,追访患者,对患者诊治负责;同时也可作为诊断疾病的参考。性别不同,则疾病不一。男子可有遗精、早泄、阳痿等病,妇女可有经、带、胎、产等病。年龄不同,发病亦多有不同,如麻疹、水痘及百日咳等病多见于小儿。同一疾病,可因年龄不同而有虚实差异。一般来说,青壮年气血充足,患病多为实证;老年人气血衰,患病多为虚证。问职业可帮助了解某些病的病因。如水中作业,易中湿邪;还可了解某些职业病,如铅中毒、硅中毒等。问其婚否,女子已婚可了解有无妊娠、妊娠病及生产史,男子已婚可问有无性功能衰退与过亢等病。问籍贯、住址可以了解地方病。

三、问主诉

主诉是患者就诊时陈述的其感受最明显或最痛苦的主要症状及其持续时间。主诉通常是患者就诊的主要原因,也是疾病的主要矛盾。准确的主诉可以帮助医师判断疾病的大致类别、病情的轻重缓急,并为调查、认识、分析、处理疾病提供重要线索,具有重要诊断价值。

主诉包括不同时间出现的几个症状时,则应按其症状发生先后顺序排列。一般主诉所包含症状只能是一个或两三个,不能过多。记录主诉时,文字要准确、简洁明了,不能繁琐、笼统、含糊其辞;不能使用正式病名作为主诉;不能记录疾病演变过程。

四、问病史

(一)现病史

现病史包括疾病(主诉所述的疾病)从起病之初到就诊时病情演变与诊察治

疗的全部过程,以及就诊时的全部自觉症状。

现病史,是整个疾病史的主要组成部分,了解现病史,可以帮助医师分析病情,摸索疾病规律,为确定诊断提供重要依据。问发病时间,往往可以判断目前疾病的性质是属表还是属里,是属实还是属虚。问发病原因或诱因,常可推测致病病因与疾病性质,如寒热湿燥等。有传染病接触史,常可为某些传染病的诊断提供依据,如白喉、麻疹、痢疾等。问清疾病的演变过程,可以了解邪正斗争情况,对机体正气盛衰、预后良恶等情况做出初步判断。问清疾病的诊察治疗过程,可为目前疾病诊断提供依据,为进一步诊察提供线索,也是决定治疗方案的重要参考。

(二)既往史、生活史、家族史

1.既往史

既往史包括既往健康状况,曾患过何种主要疾病(不包括主诉中所陈述的疾病),其诊治的主要情况,现在是否痊愈,或留有何种后遗症;是否患过传染病;有无药物或其他过敏史。对小儿还应注意询问既往预防接种情况。既往的健康与患病情况常常与现患疾病有一定联系,可作为诊断现有疾病的参考。

2.生活史

生活史包括患者的生活习惯、经历、饮食嗜好、劳逸起居及工作情况等。生活经历,应询问出生地、居住地及时间较长的生活地区,尤其要注意有地方病或传染病流行的地区。还应询问精神状况如何,是否受到过较大精神刺激。并问其生活习惯,饮食嗜好,有无烟酒等其他嗜好。妇女应询问月经及生育史。工作劳逸,应询问劳动性质、强度、作息时间是否正常等。

生活史中的生活经历、习惯、工作情况等社会因素对患者的疾病都可能有一定影响,分析这些情况可为辨证论治提供一定依据。如饮食嗜欲,常可导致脏气偏盛偏衰;精神状态变化,常常是引起某些情志病的原因。过劳易伤肾,久逸易伤脾,起居失常多扰动于心,而出现各自的疾病反应。

3.家族病史

家族病史是指患者直系亲属或者血缘关系较近的旁系亲属的患病情况,是否有传染性疾病或遗传性疾病。许多传染病的发生与生活密切接触有关,如肺痨病等。有些遗传性疾病则与血缘关系密切,如杨梅性病等。或近血缘结婚,而出现的体质衰弱、精神痴呆症等。

五、问个人情况

个人生活史,主要包括生活经历、精神情志、饮食起居及婚姻生育等。医师询问患者这些情况,对诊断疾病也有着重要的意义。

(一)生活经历

询问患者的出生地、居住地及经历地,应注意某些地方病或传染病的流行区域,以便判断所患疾病是否与此相关。

(二)精神情志

外界因素的刺激,会使精神情志产生变化,导致脏腑气血功能紊乱,从而引起疾病。同时,人的情志变化,对某些疾病的发展与变化亦有一定影响。因此,了解患者精神情志状况对诊断和病情预后有着重要的意义。同时,思想上的开导也有助于治疗。

(三)饮食起居

饮食嗜好、生活起居不当,对身体健康影响很大,甚至会引起疾病。如素嗜肥甘者,多病痰湿;偏食辛辣者,易患热证;贪食生冷者,易患寒证;好逸恶劳,脾失健运,易生痰湿;劳倦过度,耗伤精气,易患诸虚劳损;起居无常,饮食失节,易患胃病等。了解患者的饮食嗜好及生活起居情况,对医师分析判断病情有一定的意义。

第四节　切　诊

切诊包括脉诊和按诊两部分内容。脉诊是按脉搏;按诊是在患者身躯上一定的部位进行触、摸、按压,以了解疾病的内在变化或体表反应,从而获得辨证资料的一种诊断方法。

一、针灸切诊的内容与方法

针灸切诊包括经络切诊及腧穴切诊。其中经络切诊又包含了寸口脉、人迎脉、趺阳脉、太溪脉切诊以及经络分部切诊。一般寸口脉诊阴经病证虚实,人迎脉诊阳经病证虚实,趺阳脉诊阳明经盛衰,太溪脉诊肾脉盛衰。临床上,人们常独取寸口脉来诊断全身的病变,对危重患者则必须兼切趺阳、太溪二脉,以验其胃气、肾气之有无。

经络分部切诊,指在一定经络循行部位上利用触、扪、按、压等方法进行的诊查。《灵枢·经水》说："审切循扪按,视其寒温盛衰而调之。"此法可大致判断涉病经络的整体状况,辨别寒热虚实,判断病位上下。具体手法有轻、中、重的不同,类似于诊脉时的举、按、寻,一般由轻到重循序渐进。先轻,用指腹沿经络轻轻地滑动,感知其温度高低及润泽程度,辨其寒热虚实。中度手法是不轻不重,按压皮肤至出现凹陷,位在筋肉,探察有无压痛、过敏、麻木、结节、条索状物及凹陷等的存在,从而判断邪气之有无、正气之强弱。重按手法用力较大,力量集中在指尖,便于发现深层的反应物。《素问·刺腰痛》中"刺厥阴之脉,在腨踵鱼腹之外,循之累累然,乃刺之……"是在厥阴脉上找到连珠状的结节。"刺解脉,在郄中结络如黍米",可知病络常表现为黍米状的结节。

腧穴切诊的原理,是经络气血在特定部位聚集,在该处更易出现病理学变化。腧穴按诊的方法和表现与经络按诊基本一致,而对诊断和治疗的意义更加重大。一般对特定穴,如原穴、背俞穴、郄穴及募穴等要重点按压。这些腧穴可以同时或单独出现异常,其诊断意义相似。正如《难经本义·六十七难》所云:"脏腑腹背,气相通应。"如在胃俞、中脘、梁丘有疼痛、压痛等阳性变化,反映消化系统疾病;在肺俞、中府、孔最等穴的反应表示呼吸道的疾病;肾经病变常反映在肾俞、京门、水泉等。在此要强调说明的是,正如前文所述,出现反应的腧穴,其位置常常和传统定位有出入,故治疗时不能墨守成规,一定要随其变化而移动,方能达到最佳疗效。正如《灵枢·背腧》所云:"欲得而验之,按其处,应在中而痛解,乃其腧也",即是通过压痛点来确定五脏背俞穴的位置,不同的患者可能其位置就相差甚远。需要特别指出的是,出自《备急千金要方》的阿是穴则直接以痛为腧。

二、切脉

切脉,即脉诊,又称为候脉、按脉,是医师用手指切按患者的脉搏,感知脉动应指的形象,以了解病情、判断病证的诊察方法之一。

(一)脉诊原理

脉象即脉动应指的形象。心主血脉,包括血和脉两个方面。脉为血之府,心与脉相连,心脏有规律的搏动,推动血液在脉管内运行,脉管也随之产生有节律的搏动,因而形成脉搏,故能心动应指,脉动应指。血液循行脉管之中,流布全身,环周不息,除心脏的主导作用外,还必须有各脏器协调配合。肺朝百脉,即是循行全身的血脉均汇聚于肺,且肺主气,通过肺气的输布,血液才能布散全身;脾胃为气血生化之源,脾主统血;肝藏血,主疏泄,调节循环血量;肾藏精,精化气,是人体阳气的根本,各脏腑组织功能活动的原动力,且精可以化生血,是生成血液的物质基础之一。因此,脉象的形成,与脏腑气血密切相关。

(二)脉诊部位

诊脉的部位,有遍诊法、三部诊法和寸口诊法。自晋以来,普遍选用的切脉部位是寸口。

寸口又称脉口、气口,其位置在腕后桡动脉搏动处。诊脉独取寸口的理论依据:寸口为手太阴肺经之动脉,为气血会聚之处,而五脏六腑十二经脉气血运行皆起于肺而止于肺,故脏腑气血之病变可反映于寸口。另外,手太阴肺经起于中焦,与脾经同属太阴,与脾胃之气相通,而脾胃为后天之本、气血生化之源,故脏腑气血之盛衰都可反映于寸口。所以,独取寸口可以诊察全身病变。

寸口分寸、关、尺三部,以高骨(桡骨茎突)为标志,其稍内方的部位为关,关前(腕端)为寸,关后(肘端)为尺。两手各分寸、关、尺三部,共六部脉。寸、关、尺三部可分浮、中、沉三候,是寸口诊法的三部九候。

寸关尺分候脏腑,历代医家说法不一。目前,多以下列为准:左寸可候心,右寸可候肺并统括胸以上及头部的疾病;左关可候肝胆,右关可候脾胃并统括膈以下至脐以上部位的病症;两尺候肾,并包括脐以下至足部疾病。

(三)脉象

正常脉象表现为三部有脉,一息四至或五至(相当于每分钟 72~80 次),不浮不沉,不大不小,从容和缓,柔和有力,节律一致,尺脉沉取有一定力量,并随着生理活动和气候环境不同而有相应变化。

第二章　内科常见疾病的针灸治疗

第一节　中　风

中风是以突然昏仆,不省人事,口角㖞斜,半身不遂或轻者不经昏仆,仅以口角㖞斜、半身不遂、语言謇涩为主症的一种疾病。本病多由心、肝、脾、肾等脏阴阳失调,加以忧思恼怒,或饮酒饱食,或房事劳累,或外邪侵袭等诱因,以致气血运行受阻,肌肤筋脉失于濡养;或阴亏于下,肝阳暴涨,阳化风动,血随气逆,挟痰挟火,横窜经隧,蒙蔽清窍,而形成上实下虚,阴阳互不维系所致。

现代医学的急性脑血管疾病,如脑出血、脑梗死、脑栓塞等多属于本病的范畴。

一、辨证

本病以突然昏仆、不省人事、半身不遂,或不经昏仆仅以半身不遂、口角㖞斜、语言謇涩为主要症状。根据病位浅深、病情轻重,可分为中经络与中脏腑两大类。中经络者,病位较浅,病情较轻,无神志改变,仅见半身不遂、口角㖞斜、语言謇涩等症;中脏腑者,病位较深、病情较重,伴见神志不清、㖞僻不遂。

(一)中经络

病在经络,病情较轻。症见半身不遂,口角㖞斜,舌强语塞,肌肤不仁,吞咽障碍,脉弦滑等。中经络可因络脉空虚、风邪入中或肝肾阴虚、风阳上扰引起。

1.络脉空虚

手足麻木,肌肤不仁,或突然口角㖞斜、语言不利、口角流涎,甚则半身不遂,或兼见恶寒发热、肢体拘急、关节酸痛等症,舌苔薄白,脉浮弦或弦细。

2.肝肾阴虚

平素头晕头痛,耳鸣目眩,腰酸腿软,突然发生口角㖞斜,舌强语塞,半身不遂,舌质红或苔黄,脉弦细而数或弦滑。

(二)中脏腑

病在脏腑,病情急重。症见突然昏仆,神志迷糊,半身瘫痪,口吡流涎,舌强失语。根据病因病机不同,又可分为闭证和脱证。

1.闭证

多因气火冲逆,血菀于上,肝风鸱张,痰浊壅盛所致。症见神志不清,牙关紧闭,两手握固,面赤气粗,喉中痰鸣,二便闭塞,脉滑数或弦数。

2.脱证

由于真气衰微、元阳暴脱所致。症见昏沉不醒,目合口张,手撒遗尿,鼻鼾息微,四肢逆冷,脉细弱或沉伏。如见冷汗如油,面赤如妆,脉微欲绝或浮大无根,是真阳外越之危候。

二、治疗

(一)针灸治疗

1.中经络

治则:疏通经络,镇肝息风。取手、足阳明经穴位为主,辅以太阳、少阳经穴位。

主穴:肩髃、曲池、合谷、环跳、风市、阳陵泉、足三里、百会、地仓、颊车。

配穴:络脉空虚,风邪入中者加关元、气海、风池;肝肾阴虚,风阳上扰者加三阴交、太冲、肝俞、肾俞;语言謇涩加哑门、廉泉。

操作:毫针刺,平补平泻。

方义:阳主动,肢体运动障碍,其病在阳,故本方取手、足三阳经穴位为主。阳明为多气多血之经,阳明经气血通畅,正气旺盛,则运动功能易于恢复,故在三阳经中又以阳明为主。口角吡斜为经脉瘀滞,筋肉失养所致,故近取地仓、颊车直达病所以舒筋活络。

2.中脏腑

(1)闭证。

治则:启闭开窍,取督脉、十二井穴为主,辅以手足厥阴、足阳明经穴位。

主穴:十二井、水沟、太冲、劳宫、丰隆。

配穴:神志不清加四神聪;二便闭塞加天枢、足三里;牙关紧闭加下关(双侧)。

操作:十二井穴点刺出血,余穴可用泻法。

方义:闭证由肝阳化风,心火暴盛,血随气升,上犯脑髓而致痰浊瘀血壅闭精髓,蒙蔽神明。十二井穴放血,可接通经气、决壅开窍;督脉连贯脑髓,水沟为督脉要穴,有启闭开窍之功效;泻肝经原穴太冲,可镇肝降逆,潜阳息风;泻心包经荥穴劳宫,可清心火而安神;丰隆为足阳明经络穴,有振奋脾胃气机、蠲浊化痰之功。

（2）脱证。

治则:回阳固脱。取任脉经穴。

主穴:关元、神阙。

操作:用灸法。

方义:元阳外脱,必从阴以救阳。关元为任脉与足三阴的会穴,为三焦元气所出,联系命门真阳,是阴中有阳的穴位;脐为生命之根蒂,神阙位于脐中,为真气所系,故重灸二穴,以回阳固脱。

(二)其他治疗

1.头针

取病变对侧运动区为主,可配足运感区,失语用语言区。快速捻转,持续2～3分钟,反复3～4次。

2.电针

取穴同体针,一般选2～3对穴,采用疏波或断续波,每次20～30分钟,每天1次。

3.眼针

治中风偏瘫取上、下焦区穴针刺。

4.水针

取夹脊穴5～14、足三里、阳陵泉、悬钟、承山、风市、解溪等穴,每次选1～3穴,用5%防风注射液,或5%人参注射液,或东莨菪碱(654-2),每穴注入0.3～0.5 mL,隔天治疗1次,15次为1个疗程。

5.穴位埋线

取手三里、足三里、阳陵泉、承山、三阴交等穴,每次选1～3穴,埋羊肠线,每月1次。本法主要用于治疗中风后遗症偏瘫患者。

第二节　面　　瘫

面瘫是以口眼㖞斜为主要症状的一种疾病。多由络脉空虚,感受风邪,使面部经筋失养,肌肉纵缓不收所致。现代医学的周围性面神经炎属于本病范畴。

一、辨证

本病以口眼㖞斜为主要症状。起病突然,多在睡眠醒后,发现一侧面部麻木、松弛、示齿时口角歪向健侧,患侧露睛流泪、额纹消失、鼻唇沟变浅。部分患者伴有耳后、耳下乳突部位疼痛,少数患者可出现患侧耳道疱疹、舌前 2/3 味觉减退或消失及听觉过敏等症。病程日久,可因患侧肌肉挛缩,口角歪向病侧,出现"倒错"现象。根据发病原因不同可分为风寒证和风热证。

(一)风寒证

多有面部受凉因素,如迎风睡眠,电风扇对着一侧面部吹风过久等。

(二)风热证

多继发于感冒发热之后,常伴有外耳道疱疹、口渴、舌苔黄及脉数等症。

二、治疗

(一)针灸治疗

治则:疏风通络、濡养经脉,取手足少阳、阳明经穴位。

主穴:风池、翳风、地仓、颊车、阳白、合谷。

配穴:风寒加风门、外关;风热加尺泽、曲池。

操作:急性期用平补平泻法,恢复期用补法,面部穴可用透刺法,如地仓透颊车,阳白透鱼腰等。

方义:本病为风邪侵袭面部阳明、少阳脉络,故取风池、翳风以疏风散邪;地仓、颊车、阳白等穴以疏通阳明、少阳经气,调和气血;"面口合谷收",合谷善治头面诸疾。

(二)其他治疗

1.水针

选翳风、牵正等穴,用维生素 B_1 或 B_{12} 注射液,每穴注入 0.5～1 mL,每天或隔天1次。

2.皮肤针

用皮肤针叩刺阳白、太阳、四白、牵正等穴,使轻微出血,用小罐吸拔 5～10 分钟,隔天1次。本法适用于发病初期,或面部有板滞感觉等面瘫后遗症。

3.电针

选地仓、颊车、阳白、合谷等穴。接通电针仪治疗 5～10 分钟,刺激强度以患者感到舒适、面部肌肉微见跳动为宜。本法适用于病程较长者。

第三节 头 痛

一、偏头痛

偏头痛是一种反复发作性的头痛,发病常有季节性,有遗传倾向,女性多发,首次发病多在青春期前后。病因复杂,至今尚不十分清楚。有人认为颈交感神经反应性激惹、过敏,短暂性脑水肿,短暂性垂体肿胀,内分泌障碍,情志刺激等因素与本病的发生有一定关系。

(一)临床表现

(1)常在疲劳、紧张、情绪激动、睡眠欠佳、月经期、特定季节发病。

(2)部分患者有短暂的前驱症状:嗜睡、精神不振或过分舒适、视物模糊、畏光、闪光、彩色火星、流泪、盲点、偏盲,或有肢体感觉异常、运动障碍等。

(3)头痛大多位于额、颞、眼区周围,局限于一侧,个别为双侧,呈剧烈跳痛、钻痛、胀裂痛,持续数小时至1~2天,间隔数天或数月后再发。

(4)可伴有胃肠道及自主神经症状:恶心、呕吐、腹胀、腹泻、多汗、流泪、面色苍白、皮肤青紫、心率加快或减慢。

(5)还有特殊类型的偏头痛。①眼肌麻痹型偏头痛:发作时伴有眼肌的麻痹,眼肌麻痹常在数天内恢复。②内脏型偏头痛:发作时伴有消化道症状或盆腔内疼痛。③基底动脉型偏头痛:枕颈部的发作性头痛,伴有共济失调、眩晕、耳鸣及口舌麻木等。

(二)辅助检查

可根据疼痛的不同原因或不同类型选用不同的检查项目,但多无特异性。

(三)体针疗法

1.处方

取穴分为6组,第一组取鱼腰、太阳、阳白;第二组取百会、风池等;第三组取相关节段内远隔部位的穴位,如膻中、紫宫、内关、神门等;第四组取相关节段内远隔部位的穴位,如$T_{1\sim5}$夹脊穴、大杼、肺俞、厥阴俞;第五组取足三里、内庭;第六组取三阴交、太溪。

第一组、第三组、第五组穴位为一处方;第二组、第四组、第六组穴位为一处方。两种处方交替使用,每次取用 7～8 穴即可(指取用的穴位总个数,下同)。患侧取穴为主。

2.操作方法

常规消毒后,选用 28～30 号毫针,向下平刺阳白 0.7±0.1 寸,向后平刺太阳 1.2±0.2 寸;横向平刺鱼腰 0.7±0.1 寸。向前平刺百会 1.2±0.2 寸;向鼻尖方向斜刺风池 1.0±0.2 寸。向脊柱方向45°夹角斜刺胸1～5夹脊穴、大杼、肺俞、厥阴俞 0.6±0.2 寸。向下平刺膻中、紫宫 1.2±0.2 寸;直刺内关 1.2±0.2 寸;直刺神门 0.4±0.1 寸。直刺足三里 2.0±0.5 寸,直刺内庭 0.8±0.2 寸。直刺三阴交 1.4±0.2 寸,直刺太溪 0.8±0.2 寸。

每天针刺 1～2 次,每次留针 30 分钟,留针期间行针 3～5 次。均用中等强度捻转手法,捻转的幅度为 2～3 圈,捻转的频率为每秒 2～4 个往复,每次行针 10～30 秒。

3.按语

本病的发病原因虽不十分清楚,但被认为是一种血管舒缩功能障碍性疾病,而血管的运动障碍又与支配神经的功能异常有关,因而又有人将本病称为血管舒缩性头痛、血管神经性头痛。在针刺治疗本病时,应考虑到这两个方面的病理机制。头部血管分布着来自 $T_{1～5}$ 的自主神经,所以主要穴位应选在$T_{1～5}$节段区内。通过调节相应节段的自主神经的功能来恢复血管的正常舒缩活动,选用第二组、第四组穴位的目的就在于此。因自主神经的功能又是由高位中枢控制的,而头部的一些穴位对高位中枢的功能有良好的调节作用,故而取用第一组、第二组穴位。取用第五组、第六组穴位,旨在调节患者的内分泌功能和 5-羟色胺的水平,此外,针刺这几个穴位对自主神经的功能及消化道功能也有调节作用。

偏头痛的发生是由于头皮或硬脑膜血管的反应性扩张而发生局限性水肿所致,所以针刺时使用中等强度刺激手法为宜。这样,既可以通过调节自主神经的功能而间接调节血管的舒缩功能,又可起到一定的镇痛作用。如果单纯地为了追求镇痛效果,而采用强烈的刺激手法,有可能抑制交感神经的功能,使已经处于扩张状态的血管受到进一步刺激,反而事与愿违。

需要说明一点,有的患者有明显的前驱症状,如果恰在前驱症状期就诊,则可先用较强的刺激手法,前驱症状期过后再用中等强度刺激手法。因为前驱症状的出现是由于颈内动脉分支的一过性痉挛引起脑局限性缺血所致。所以此时应首先缓解动脉的痉挛,故先采用较强的刺激手法为宜。

(四)电针体穴疗法

1.处方

与体针疗法的选穴相同。取穴分为 6 组,第一组取印堂、鱼腰、太阳、阳白;第二组取百会、风池等;第三组取相关节段内远隔部位的穴位,如膻中、玉堂、紫宫、华盖、内关、神门等;第四组取相关节段内远隔部位的穴位,如 $T_{1\sim5}$ 夹脊穴、大杼、风门;第五组取足三里、内庭;第六组取三阴交、太溪。

第一组、第三组、第五组穴位为一处方;第二组、第四组、第六组穴位为另一处方。两种处方交替使用,每次取用 4～6 穴即可(指取用的穴位总个数,包括左右两侧的穴位。下同)。患侧取穴为主。

2.操作方法

分为两步,第一步,进针操作与体针疗法一样;第二步为电针疗法操作方法。第一步操作完毕后,在第一组(头部的穴位)与第三组、第五组穴位之间,在第二组(头部的穴位)、第六组穴位与第四组穴位之间,分别连接电针治疗仪的两极导线,采用疏密波,刺激量的大小以出现明显的局部肌肉颤动或患者能够耐受为宜。每次电针治疗 20 分钟,每天治疗 1～2 次。

(五)灸法

多与针刺法配合使用,而且不能用于面部的穴位。

1.处方

取穴分为三组,第一组取 $T_{1\sim2}$ 夹脊穴、大杼、风门、三阴交、太溪;第二组取膻中、紫宫、内关、神门、足三里、内庭。两组穴位交替使用。每次取用 3～4 穴即可。第三组取头部的穴位,如印堂、鱼腰、太阳、阳白、百会、风池等,第三组穴位使用针刺法。

2.操作方法

第一组、第二组交替使用,用艾条温和灸,或用隔姜灸,每穴灸 15 分钟,以局部有明显的温热感为宜。第三组穴位每次均用。可先针第三组,再灸第一组、第二组。每天治疗 1～2 次。

(六)耳针疗法

1.处方

主穴、配穴同时取用,两侧交替。

主穴:典型偏头痛与普通型偏头痛均取一侧的颞区、大脑皮质、皮质下。

配穴:取另一侧的耳穴,女性患者加取卵巢区,丛集型偏头痛加取眼区,偏瘫型偏头痛取穴同典型偏头痛,基底动脉型偏头痛加取脑干区、枕颈区,眼肌瘫痪型加取脑干,内脏型和典型者加取胃区。

2.操作方法

常规消毒后,用 28 号 0.5～1.0 寸毫针斜刺或平刺耳穴。每天针刺 1～2 次,每次留针 20 分钟,留针期间行针 2～3 次,用中等强度捻转手法,捻转的幅度为 2～3 圈,捻转的频率为每秒 2～4 个往复,每次行针 5～10 秒。

3.按语

按照常规,对于头痛的针刺治疗应该采用强刺激手法,然而对于本病的治疗却采用了中等强度刺激手法,原因何在呢?因为本病是一种发作性血管舒缩障碍性疾病,典型的偏头痛每次发作都包括一个动脉收缩期(主要是颅内动脉)和一个动脉扩张期(主要是颅外动脉),先发生颅内动脉收缩,使脑血流量减少而引起先兆症状,后发生颅外动脉扩张而引起头痛。其他各型也既有血管的收缩异常,又有血管的舒张异常。如果采用强刺激手法,不利于扩张状态的血管恢复原有的张力,而采用弱刺激手法,则不利于降低处于异常收缩状态的血管的张力。为了有效地调节血管的舒缩功能,所以这里采用了中等强度刺激手法。

典型偏头痛发作前有大脑功能失调的先兆出现,所以取用了脑点。其他各型偏头痛虽无典型的大脑功能失调的先兆症状,但是因为本病发作与精神状态有一定关系,精神过劳、紧张、焦虑、激动等均可促使偏头痛发作,所以其他各型偏头痛也应取用脑点,以调节大脑皮质的功能。

另外,偏头痛多见于女性,常在青春期前后发病,发作常与月经周期有关,妊娠期发作减少或停止发作,男女两性于更年期后发作均可完全停止。这说明内分泌情况与本病的发生有关,所以女性患者还应取用卵巢区;男性患者则可加取睾丸区;男女患者还均可加取皮质下区,以进一步调节内分泌系统的功能。

本病虽为偏头痛,但根据全息生物医学理论,在使用耳针疗法时,不应只取太阳、额,更重要的是要取用一些能调节中枢神经和内分泌功能的穴位,如脑干、皮质下、大脑皮质及下丘脑等。

(七)电针耳穴疗法

1.处方

主穴、配穴同时取用,两侧交替。

主穴:典型偏头痛与普通型偏头痛均取一侧的颞区、大脑皮质、皮质下。

配穴:取另一侧的耳穴,女性患者加取卵巢区,丛集型偏头痛加取眼区,偏瘫型偏头痛取穴同典型偏头痛,基底动脉型偏头痛加取脑干区、枕颈区,眼肌瘫痪型加取脑干,内脏型和典型者加取胃区。

在上述耳针疗法处方的基础上,选取单侧的体穴内关、后溪、合谷(双侧交替使用)。

2.操作方法

常规消毒后,用28号0.5～1.0寸毫针斜刺或平刺耳穴。用28～30号毫针,直刺内关1.2±0.2寸,直刺后溪0.8±0.2寸,直刺合谷1.2±0.2寸。然后在耳穴与内关、后溪、合谷之间分别连接电针治疗仪的两极导线,采用疏密波,刺激量的大小以出现明显的局部肌肉颤动或患者能够耐受为宜。每次电针4～6个穴位(指取用的穴位总个数,下同)(主穴、配穴交替),每次电针20分钟。每天治疗1～2次。没有接电疗仪的耳穴,按普通耳针疗法进行操作。

(八)耳穴贴压疗法

1.处方

主穴、配穴同时取用,两侧交替。

主穴:典型偏头痛与普通型偏头痛均取一侧的颞区、大脑皮质、皮质下。

配穴:取另一侧的耳穴,女性患者加取卵巢区,丛集型偏头痛加取眼区,偏瘫型偏头痛取穴同典型偏头痛,基底动脉型偏头痛加取脑干区、枕颈区,眼肌瘫痪型加取脑干,内脏型和典型者加取胃区。

2.操作方法

用王不留行籽进行贴压法。常规消毒后,用5 mm×5 mm的医用胶布将王不留行籽固定于选用的耳穴,每穴固定1粒。让患者每天自行按压3～5次,每个穴位每次按压2～3分钟,按压的力量以有明显的痛感但又不过分强烈为度。隔2～3天更换1次,双侧耳穴交替使用。

(九)按语

(1)针灸治疗本病具有较好的疗效,治疗几次即可获效。

(2)诊断时应排除占位性病变。

二、丛集性头痛

丛集性头痛亦称偏头痛性神经痛、组胺性头痛、岩神经痛。多发于青壮年,男性发病率为女性的4～7倍。一般无家族史。

(一)临床表现

(1)患者在某个时期内突然出现一系列的剧烈头痛,许多患者的丛集期惊人地在每年的同一季节发生,一般无先兆症状。

（2）疼痛多见于眼眶或（及）额颜部,头痛为非搏动性剧痛,患者坐立不安或前俯后仰地摇动,为缓解疼痛部分患者用拳击头部。许多患者的头痛在每天的固定时间内出现,每次发作持续15分钟至3小时,可自动缓解。发作可持续2周到3个月(称为丛集期)。

（3）伴同侧眼结膜充血、流泪、眼睑水肿或鼻塞、流涕,有时出现瞳孔缩小、眼睑下垂、脸红颊肿等症状。

（4）间歇期可为数月到数年,其间症状完全缓解,但约有10%的患者有慢性症状。

（二）辅助检查

检查项目多无特异性。

（三）体针疗法

1.处方

取穴分为六组,第一组取头部的穴位,如印堂、鱼腰、太阳、阳白;第二组取百会、风池等;第三组取相关节段内远隔部位的穴位,如膻中、玉堂、紫宫、华盖、内关、神门等;第四组取相关节段内远隔部位的穴位,如$T_{1\sim5}$夹脊穴、大杼、风门;第五组取足三里、内庭;第六组取三阴交、太溪。

第一组、第三组、第五组穴位为一处方;第二组、第四组、第六组穴位为另一处方。两种处方交替使用,每次取用6～8穴即可。

2.操作方法

常规消毒后,选用28～30号毫针,向下平刺印堂、阳白0.7±0.1寸,向后平刺太阳1.2±0.2寸;横向平刺鱼腰0.7±0.1寸。向前平刺百会1.2±0.2寸;向鼻尖方向斜刺风池1.0±0.2寸。向脊柱方向45°夹角斜刺$T_{1\sim2}$夹脊穴、大杼、风门0.6±0.2寸。向下平刺膻中、玉堂、紫宫、华盖1.2±0.2寸;直刺内关1.2±0.2寸;直刺神门0.4±0.1寸。直刺足三里2.0±0.5寸,直刺内庭0.8±0.2寸。直刺三阴交1.4±0.2寸,直刺太溪0.8±0.2寸。

每天针刺1～2次,每次留针30分钟,留针期间行针3～5次。均用中等强度捻转手法,捻转的幅度为2～3圈,捻转的频率为每秒2～4个往复,每次行针10～30秒。

3.按语

丛集性头痛也被认为是神经血管功能异常所导致的头痛,曾被作为偏头痛的一种特殊类型,所以,在治疗上同偏头痛的治疗相类似。在针刺治疗本病时,应考虑到这两个方面的病理机制。头部血管分布着来自 $T_{1\sim5}$ 的自主神经,所以主要穴位应选在 $T_{1\sim5}$ 节段区内。通过调节相应节段的自主神经的功能来恢复血管的正常舒缩活动,选用第二组、第四组穴位的目的就在于此。因自主神经的功能又是由高位中枢控制的,而头部的一些穴位对高位中枢的功能有良好的调节作用,故而取用第一组、第二组穴位。取用第五组、第六组穴位,旨在调节患者的内分泌功能。

需要指出的一点是,使用泼尼松或地塞米松能够有效地阻断多数患者的丛集性发作。从这一点来分析,如果用针刺疗法治疗本病,在设法调节神经血管功能的同时,还应注意提高肾上腺皮质的功能,体针疗法中选用三阴交、足三里等穴,就是出于这种考虑。此外,为了有效地提高肾上腺皮质的功能,根据新创立的现代时间针灸学理论,上述穴位的针刺时间选在每天下午的 4 时以后为宜。

(四)电针体穴疗法

1.处方

与体针疗法的选穴相同。取穴分为 6 组,第一组取头部的穴位,如印堂、鱼腰、太阳、阳白;第二组取百会、风池等;第三组取相关节段内远隔部位的穴位,如膻中、玉堂、紫宫、华盖、内关、神门等;第四组取相关节段内远隔部位的穴位,如 $T_{1\sim5}$ 夹脊穴、大杼、风门;第五组取足三里、内庭;第六组取三阴交、太溪。

第一组、第三组、第五组穴位为一处方;第二组、第四组、第六组穴位为另一处方。两种处方交替使用,每次取用 6~8 穴即可。

2.操作方法

分为两步,第一步,进针操作与体针疗法一样;第二步为电针疗法操作方法。第一步操作完毕后,在第一组(头部的穴位)与第三组、第五组穴位之间,在第二组(头部的穴位)、第六组穴位与第四组穴位之间,分别连接电针治疗仪的两极导线,采用疏密波,刺激量的大小以出现明显的局部肌肉颤动或患者能够耐受为宜。每次电针治疗 20 分钟,每天治疗 1~2 次。

(五)灸法

多与针刺法配合使用,而且不能用于面部的穴位。

1.处方

取穴分为 3 组,第一组取 $T_{1\sim5}$ 夹脊穴、大杼、风门、三阴交、太溪;第二组取膻中、玉堂、紫宫、华盖、内关、神门、足三里、内庭。两组穴位交替使用。第三组取头部的穴位,如印堂、鱼腰、太阳、阳白、百会、风池等,第三组穴位使用针刺法。每组选用 2～3 个穴位即可,交替使用。

2.操作方法

第一组、第二组交替使用,用艾条温和灸,或用隔姜灸,每穴灸 15 分钟,使局部有明显的温热感为宜。第三组穴位每次均用。可先针第三组,再灸第一组、第二组。每天治疗 1～2 次。

(六)耳针疗法

1.处方

主穴、配穴同时取用,两侧交替。

主穴:取一侧的颞区、大脑皮质、皮质下、下丘脑。

配穴:取另一侧的耳穴眼区、脑干区。

2.操作方法

常规消毒后,用 28 号 0.5～1.0 寸毫针斜刺或平刺耳穴。每天针刺 1～2 次,每次留针 20 分钟,留针期间行针 2～3 次,用中等强度捻转手法,捻转的幅度为 2～3 圈,捻转的频率为每秒 2～4 个往复,每次行针 5～10 秒。

3.按语

需要指出的一点是,使用泼尼松或地塞米松能够有效地阻断多数患者的丛集性发作。从这一点来分析,如果用针刺疗法治疗本病,在设法调节神经血管功能的同时,还应注意提高肾上腺皮质的功能,耳针疗法中取用下丘脑、皮质下,就是出于这种考虑。此外,为了有效地提高肾上腺皮质的功能,根据现代时间针灸学理论,上述穴位的针刺时间选在每天下午的 4 时以后为宜。

(七)电针耳穴疗法

1.处方

主穴、配穴同时取用,两侧交替。

主穴:取一侧的颞区、大脑皮质、皮质下、下丘脑。

配穴:取另一侧的耳穴眼区、脑干区。

在上述耳针疗法处方的基础上,选取单侧的体穴内关、后溪、合谷(双侧交替使用)。

2.操作方法

常规消毒后,用 28 号 0.5～1.0 寸毫针斜刺或平刺耳穴。用 28～30 号毫针,直刺内关 1.2±0.2 寸,直刺后溪 0.8±0.2 寸,直刺合谷 1.2±0.2 寸。然后在耳穴与内关、后溪、合谷之间分别连接电针治疗仪的两极导线,采用疏密波,刺激量的大小以出现明显的局部肌肉颤动或患者能够耐受为宜。每次电针 4～6 个穴位(主穴、配穴交替使用),每次电针 20 分钟。每天治疗 1～2 次。没有接电疗仪的耳穴,按普通耳针疗法进行操作。

(八)耳穴贴压疗法

1.处方

主穴、配穴同时取用,两侧交替。

主穴:取一侧的颞区、大脑皮质、皮质下、下丘脑。

配穴:取另一侧的耳穴眼区、脑干区。

2.操作方法

用王不留行籽进行贴压法。常规消毒后,用 5 mm×5 mm 的医用胶布将王不留行籽固定于选用的耳穴,每穴固定 1 粒。让患者每天自行按压 3～5 次,每个穴位每次按压 2～3 分钟,按压的力量以有明显的痛感但又不过分强烈为度。隔 2～3 天更换 1 次,双侧耳穴交替使用。还可用埋针疗法,2～3 天更换 1 次。

(九)按语

(1)针灸治疗本病也具有较好的疗效,治疗几次即可获效。

(2)诊断时应排除占位性病变。

三、紧张性头痛

紧张性头痛又称肌收缩性头痛、精神肌源性头痛、单纯头痛及普通头痛等。主要由精神紧张及头颅周围肌肉张力增高所引起。

(一)临床表现

(1)长期焦虑、紧张、抑郁或睡眠障碍、高强度的工作、缺乏适当休息,以及某些单调、机械工种使头颈或肩胛带长期处于不良的姿势等均可诱发本病。

(2)头痛为非搏动性,常为双侧或整个头部的弥漫性紧压痛。枕区的疼痛多牵涉颈项及肩胛区疼痛。头痛的程度多为轻、中度。

(3)头痛影响日常工作,但并不影响患者的活动。

(4)头颅周围及颈部、肩胛区肌肉有压痛。

(二)辅助检查

检查项目多无特异性。

(三)体针疗法

1.处方

取穴分为两组。第一组取头部、上肢的穴位,如印堂、鱼腰、太阳、百会、风池、合谷、后溪等;第二组取颈部脊髓节段支配区内的穴位(如颈部夹脊穴、玉枕、天柱等)、肩胛区内的穴位(如天宗、秉风、阿是穴等)。两组穴位交替使用,每次取用6～8穴即可,双穴者同时取用。

2.操作方法

常规消毒后,选用28～30号毫针,向下平刺印堂0.7±0.1寸,向后平刺太阳1.2±0.2寸,横向平刺鱼腰0.7±0.1寸,向前平刺百会1.2±0.2寸,向鼻尖方向斜刺风池1.0±0.2寸。直刺合谷1.2±0.2寸,直刺后溪0.8±0.2寸,直刺$C_{1\sim4}$夹脊穴、天柱0.8±0.2寸,平刺玉枕0.8±0.2寸,斜刺天宗、秉风1.0±0.2寸,肩胛区内的阿是穴采用斜刺法,并严格掌握针刺深度。

每天针刺1～2次,每次留针30分钟,留针期间行针3～5次。均用较强刺激手法针刺,捻转的幅度为3～4圈,捻转的频率为每秒3～5个往复,每次行针10～30秒。

3.按语

头部及颈肩部的肌肉主要接受来自颈部脊髓节段神经的支配,所以在选取体穴时,主要应在颈部脊髓节段的支配区内进行,即选用颈部夹脊穴及颈部、肩胛带区、头部的阿是穴等。我们在临床实践中发现,只选用头部的穴位,有时效果并不理想,而同时取用颈夹脊穴或颈部、肩胛带区的阿是穴则能立竿见影。

(四)电针体穴疗法

1.处方

与体针疗法的选穴相同。取穴分为两组。第一组取头部、上肢的穴位,如印堂、太阳、百会、风池、合谷、后溪等;第二组取颈部脊髓节段支配区内的穴位(如颈部夹脊穴、玉枕、天柱等)、肩胛区内的穴位(如天宗、秉风、阿是穴等)等。两组穴位交替使用。每次电针4～6个穴位即可。

2.操作方法

分为两步。第一步,进针操作与体针疗法一样;第二步为电针疗法操作方法。第一步操作完毕后,在第一组的头部穴位与上肢的合谷、后溪之间,在第二组的头部穴位与肩胛区内的穴位之间,分别连接电针治疗仪的两极导线,采用疏密波。刺激量的大小以出现明显的局部肌肉颤动或患者能够耐受为宜。每次电针治疗 20 分钟,每天治疗 1～2 次。

(五)梅花针疗法

1.处方

取穴分为三组。第一组取头部的穴位,如前顶、百会、后顶、风池等;第二组取颈部的穴位,如颈部夹脊穴、玉枕、天柱等;第三组取肩胛区内的穴位,如天宗、秉风、阿是穴等。三组穴位同时使用。

2.操作方法

常规消毒后,用较强的刺激手法叩打。叩打的重点部位是头颈部和肩胛带区的压痛点或压痛区。每个穴区每次扣打 3～5 分钟,以局部皮肤潮红起丘疹、不出血为度。每天治疗 1～2 次。

(六)灸法

多与针刺法配合使用,而且不能用于面部的穴位。

1.处方

取穴分为三组。第一组取 $T_{1～5}$ 夹脊穴、大杼、风门、三阴交、太溪;第二组取华盖、紫宫、内关、神门、足三里、内庭。两组穴位交替使用。第三组取头部的穴位,如印堂、太阳、百会、风池等。第三组穴位使用针刺法。

2.操作方法

第一组、第二组交替使用,用艾条温和灸,或用隔姜灸,每穴灸 15 分钟,使局部有明显的温热感为宜。第三组穴位每次均用。可先针第三组,再灸第一组、第二组。每天治疗 1～2 次。

(七)耳针疗法

1.处方

主穴、配穴同时取用,两侧交替。

主穴:取头部对应的单侧耳区,如额、颞区、枕、大脑皮质。

配穴:取另一侧的耳穴,即颈部、肩胛带对应耳区内的敏感点。

2.操作方法

常规消毒后,用 28 号 0.5～1.0 寸毫针斜刺或平刺耳穴。每天针刺 1～2 次,每次留针 20 分钟,留针期间行针 2～3 次,用较强捻转手法,捻转的幅度为 3～4 圈,捻转的频率为每秒 3～5 个往复,每次行针 5～10 秒。

3.按语

使用耳针疗法时,亦应注意选穴的针对性。针刺时均用较强的刺激手法,目的在于有效地缓解肌肉的紧张。

本病虽为头痛,但根据全息生物医学理论,在使用耳针疗法时,不应只取颞、额、脑点等头部对应的耳穴,还应取用颈部、肩胛带对应的耳区。

(八)电针耳穴疗法

1.处方

主穴、配穴同时取用,两侧交替。

主穴:取头部对应的单侧耳区,如额、颞区、枕、大脑皮质。

配穴:取另一侧的耳穴,即颈部、肩胛带对应耳区内的敏感点。

在上述耳针疗法处方的基础上,选取单侧的体穴内关、后溪、合谷(双侧交替使用)。

2.操作方法

常规消毒后,用 28 号 0.5～1.0 寸毫针斜刺或平刺耳穴。用 28～30 号毫针,直刺内关 1.2±0.2 寸,直刺后溪 0.8±0.2 寸,直刺合谷 1.2±0.2 寸。然后在耳穴与内关、后溪、合谷之间分别连接电针治疗仪的两极导线,采用疏密波,刺激量的大小以出现明显的局部肌肉颤动或患者能够耐受为宜。每次电针 4～6 个穴位(主穴、配穴交替),每次电针 20 分钟。每天治疗 1～2 次。没有接电疗仪的耳穴,按普通耳针疗法进行操作。

(九)耳穴贴压疗法

1.处方

主穴、配穴同时取用,两侧交替。

主穴:取头部对应的单侧耳区,如额、颞区、枕、脑干、大脑皮质。

配穴:取另一侧的耳穴,即颈部、肩胛带对应耳区内的敏感点。

2.操作方法

用王不留行籽进行贴压法。常规消毒后,用 5 mm×5 mm 的医用胶布将王不留行籽固定于选用的耳穴,每穴固定 1 粒。让患者每天自行按压 3～5 次,每个穴位每次按压 2～3 分钟,按压的力量以有明显的痛感但又不过分强烈为度。隔 2～3 天更换 1 次,双侧耳穴交替使用。

(十)按语

(1)针灸治疗本病具有较好的疗效,治疗几次即可获效。

(2)诊断时应排除占位性病变。

(3)此外,对于焦虑、紧张、抑郁的患者,在使用针刺疗法治疗的同时,应在精神上给予诱导和劝慰。因工作繁重所致者,应设法调整作息规律,适当放松和注意休息。

四、外伤性头痛

头部的各种外伤均可引起头痛。临床表现因受伤部位及组织不同而异。

(一)临床表现

(1)头皮裂伤或脑挫伤后瘢痕形成,刺激颅内外痛觉敏感结构而引起头痛。疼痛部位比较局限,常伴有局部皮肤痛觉过敏。

(2)颈前部受伤累及颈交感神经链,导致支配头颅的交感神经失去控制而引起的头痛属自主神经功能异常性头痛。患者诉说一侧额颞区的发作性头痛,伴同侧瞳孔改变(先扩大后缩小),眼睑下垂及面部多汗。

(3)外伤后因颈肌持续收缩而出现的头痛和肌紧张性头痛的表现相类似,而且常与精神因素有关。

(4)外伤后神经不稳定性头痛常见于脑震荡后遗症,伴有头晕、耳鸣、失眠、注意力不集中,记忆力减退,精神萎靡不振或情绪易激动等症状。无神经系统的器质性损害。头痛与精神因素有一定关系。

(二)辅助检查

检查项目多,无特异性。

(三)体针疗法

(1)头皮裂伤或脑挫伤后瘢痕形成。刺激颅内外痛觉敏感结构引起的头痛:取阿是穴、太阳、百会、风池、玉枕、天柱、合谷、后溪等。每次取用 4～7 个即可,交替使用。

常规消毒后,选用 28～30 号毫针,向下平刺阿是穴 0.8±0.2 寸,向后平刺太阳 1.2±0.2 寸,向前平刺百会 1.2±0.2 寸,向鼻尖方向斜刺风池 1.0±0.2 寸。直刺 $C_{1～4}$ 夹脊穴、天柱 0.8±0.2 寸,平刺玉枕 0.8±0.2 寸,直刺合谷 1.2±0.2 寸,直刺后溪 0.8±0.2 寸。

每天针刺 1～2 次,每次留针 30 分钟,留针期间行针 3～5 次。均采用较强的刺激手法,捻转的幅度为 3～4 圈,捻转的频率为每秒 3～5 个往复,每次行针 10～30 秒。每次治疗 20～30 分钟。

(2)外伤引起的自主神经功能异常性头痛:取穴分为两组。第一组取头部、上肢的穴位,如印堂、太阳、百会、风池、合谷、后溪等;第二组取 $T_{1～5}$ 节段区内的穴位,如相应的夹脊穴、背俞穴、内关、合谷等。每次取用 4～6 个即可,两组穴位交替使用。

常规消毒后,选用 28～30 号毫针,向脊柱方向 45°夹角斜刺 $T_{1～2}$ 夹脊穴、大杼、风门 0.6±0.2 寸。向下平刺印堂 0.7±0.1 寸,向后平刺太阳 1.2±0.2 寸,向前平刺百会 1.2±0.2 寸,向鼻尖方向斜刺风池 1.0±0.2 寸。直刺合谷、内关 1.2±0.2 寸,直刺后溪 0.8±0.2 寸。

每天针刺 1～2 次,每次留针 30 分钟,留针期间行针 3～5 次。均用较强刺激手法针刺,捻转的幅度为 3～4 圈,捻转的频率为每秒 3～5 个往复,每次行针 10～30 秒。

用较强的刺激手法针刺,捻转的幅度为 3～4 圈,捻转的频率为每秒 3～5 个往复,每次行针 10～30 秒。每天治疗 1～2 次。每次治疗 20～30 分钟。留针期间行针 3～4 次。

(3)外伤后因颈肌持续性收缩引起的头痛:取穴分为两组。第一组取头部、上肢的穴位,如印堂、太阳、百会、风池、合谷、后溪等;第二组取颈部脊髓节段支配区内的穴位(如颈部夹脊穴、玉枕、天柱等)、肩胛区内的穴位(如天宗、秉风、阿是穴等)等。每次取用 4～6 个即可,两组穴位交替使用。

常规消毒后,选用 28～30 号毫针,向下平刺印堂 0.7±0.1 寸,向后平刺太阳 1.2±0.2 寸,向前平刺百会 1.2±0.2 寸,向鼻尖方向斜刺风池 1.0±0.2 寸。直刺合谷 1.2±0.2 寸,直刺后溪 0.8±0.2 寸,直刺 $C_{1～4}$ 夹脊穴、天柱 0.8±0.2 寸,平刺玉枕 0.8±0.2 寸,斜刺天宗、秉风 1.0±0.2 寸,肩胛区内的阿是穴采用斜刺法,并严格掌握针刺深度。

每天针刺 1～2 次,每次留针 30 分钟,留针期间行针 3～5 次。均用较强刺激手法针刺。捻转的幅度为 3～4 圈,捻转的频率为每秒 3～5 个往复,每次行针 10～30 秒。

(4)外伤后神经不稳定性头痛:取太阳、鱼腰、百会、风池、玉枕、天柱、合谷、后溪等。

常规消毒后,选用 28～30 号毫针,向后平刺太阳 1.2±0.2 寸,横向平刺鱼腰 0.7±0.1 寸,向前平刺百会 1.2±0.2 寸,向鼻尖方向斜刺风池 1.0±0.2 寸。直刺天柱 0.8±0.2 寸,平刺玉枕 0.8±0.2 寸。直刺合谷 1.2±0.2 寸,直刺后溪 0.8±0.2 寸。

每天针刺 1～2 次,每次留针 30 分钟,留针期间行针 3～5 次。采用中等强度的刺激手法,捻转的幅度为 2～3 圈,捻转的频率为每秒 2～4 个往复,每次行针 10～30 秒。

按语:虽然都是外伤性头痛,但因伤及的部位和组织不同,头痛产生的病理生理学机制也各有所异。因此,使用针灸疗法时,不能机械地一概"头痛医头",只注重取用头部的穴位,而应当根据不同类型的外伤性头痛的病理生理过程,科学的选用穴位。譬如,外伤后瘢痕形成刺激颅内外痛觉敏感结构引起的头痛、外伤引起的自主神经功能异常性头痛及外伤后因颈肌持续性收缩引起的头痛,穴位的选取均不应只限于头部,要做到这一点,确切的诊断是非常重要的。可以说进行疾病的准确诊断,弄清疾病的病理生理,是进行科学选穴的基本前提。这就是说,作为针灸临床医师,仅仅懂得"如何"扎针是远远不够的,应当具有更广博的知识。这也是针灸科学发展对现代针灸临床医师的要求。

(四)电针体穴疗法

(1)头皮裂伤或脑挫伤后瘢痕形成,刺激颅内外痛觉敏感结构引起的头痛:取阿是穴、太阳、百会、风池、玉枕、天柱、合谷、后溪等。每次取用 4～6 个即可,交替使用。

操作方法分为两步。第一步,进针操作与体针疗法一样;第二步为电针疗法操作方法。第一步操作完毕后,在头颈部穴位与上肢的合谷、后溪之间连接电针治疗仪的两极导线,采用疏密波,刺激量的大小以出现明显的局部肌肉颤动或患者能够耐受为宜。每次电针治疗 20 分钟,每天治疗 1～2 次。每次电针 4 个穴位即可。没有接电疗仪的穴位,按普通体针疗法进行操作。

(2)外伤引起的自主神经功能异常性头痛:取穴分为两组。第一组取头部、上肢的穴位,如印堂、太阳、百会、风池、合谷、后溪等;第二组取 $T_{1\sim5}$ 节段区内的穴位,如相应的夹脊穴、背俞穴、内关、合谷等。每次取用 4～6 个即可,两组穴位交替使用。

操作方法分为两步。第一步,进针操作与体针疗法一样;第二步为电针疗法操作方法。第一步操作完毕后,在第一组的头部穴位与上肢的合谷、后溪之间,在第二组的夹脊穴、背俞穴与内关、合谷之间,分别连接电针治疗仪的两极导线,采用疏密波,刺激量的大小以出现明显的局部肌肉颤动或患者能够耐受为宜。每次电针治疗 20 分钟,每天治疗 1～2 次。每次电针 4 个穴位即可。

(3)外伤后因颈肌持续性收缩引起的头痛:取穴分为两组。第一组取头部、上肢的穴位,如印堂、太阳、百会、风池、合谷、后溪等;第二组取颈部脊髓节段支配区内的穴位(如颈部夹脊穴、玉枕、天柱等)、肩胛区内的穴位(如天宗、秉风、阿是穴等)等。每次取用 4～6 个即可,两组穴位交替使用。

操作方法分为两步。第一步,进针操作与体针疗法一样;第二步为电针疗法操作方法。第一步操作完毕后,在第一组的头部穴位与上肢的合谷、后溪之间,在第二组的颈部穴位与肩胛区内的穴位之间,分别连接电针治疗仪的两极导线,采用疏密波,刺激量的大小以出现明显的局部肌肉颤动或患者能够耐受为宜。每次电针治疗 20 分钟,每天治疗 1～2 次。每次电针 4～6 个穴位即可。没有接电疗仪的穴位,按普通体针疗法进行操作。

(4)外伤后神经不稳定性头痛:取太阳、鱼腰、百会、风池、玉枕、天柱、合谷、后溪、内关等。每次电针4～6个穴位即可,交替使用。

操作方法分为两步。第一步,进针操作与体针疗法一样;第二步为电针疗法操作方法。第一步操作完毕后,在头部穴位与上肢的合谷、后溪、内关之间连接电针治疗仪的两极导线,采用疏密波,刺激量的大小以出现明显的局部肌肉颤动或患者能够耐受为宜。每次电针治疗 20 分钟,每天治疗 1～2 次。

(五)耳针疗法

1.处方

主穴、配穴同时取用,两侧交替。

主穴:取一侧的大脑皮质、皮质下、脑干。

配穴:取另一侧的耳穴,头皮裂伤或脑挫伤后瘢痕形成,刺激颅内外痛觉敏感结构引起的头痛及外伤引起的自主神经功能异常性头痛,可同时选用或交替选用交感、额区、枕区、颈项区;外伤后因颈肌持续性收缩引起的头痛,取交感、颈项区;外伤后神经不稳定性头痛,取交感。

2.操作方法

常规消毒后,用 28 号 0.5～1.0 寸毫针斜刺或平刺耳穴。每天针刺 1～2 次,每次留针 20 分钟,留针期间行针 2～3 次,采用中等强度或中等强度以上的刺激手法。

3.按语

应当根据不同类型的外伤性头痛的病理生理过程,科学地选用穴位。譬如,外伤后瘢痕形成刺激颅内外痛觉敏感结构引起的头痛、外伤引起自主神经功能异常性头痛及外伤后因颈肌持续性收缩引起的头痛,耳穴的选取不能只限于脑的对应区,而应当考虑到颈部因素和颈交感神经的因素。要做到这一点,确切的诊断是非常重要的。可以说,进行疾病的准确诊断,弄清疾病的病理生理学,是进行科学选穴的基本前提。

(六)电针耳穴疗法

1.处方

主穴、配穴同时取用,两侧交替。

主穴:取一侧的大脑皮质、皮质下。

配穴:取另一侧的交感、额区、枕区。

在上述耳针疗法处方的基础上,选取单侧的体穴神门、内关、太溪(双侧交替使用)。

2.操作方法

常规消毒后,用28号0.5~1.0寸毫针斜刺或平刺耳穴。用28~30号毫针,直刺神门0.4±0.1寸,直刺太溪0.8±0.2寸,直刺内关1.2±0.2寸。然后在耳穴与神门、太溪、内关之间分别连接电针治疗仪的两极导线,采用疏密波,刺激量的大小以出现明显的局部肌肉颤动或患者能够耐受为宜。每次电针4个穴位(交替使耳穴),每次电针20分钟。每天治疗1~2次。没有接电疗仪的耳穴,按普通耳针疗法进行操作。

(七)耳穴贴压疗法

1.处方

主穴、配穴同时取用,两侧交替。

主穴:取一侧的大脑皮质、皮质下。

配穴:取另一侧的交感、额区、枕区。

2.操作方法

用王不留行籽进行贴压法。常规消毒后,用5 mm×5 mm的医用胶布将王不留行籽固定于选用的耳穴,每穴固定1粒。让患者每天自行按压3~5次,每个穴位每次按压2~3分钟,按压的力量以有明显的痛感,但又不过分强烈为度。隔2~3天更换1次,双侧耳穴交替使用。

(八)按语

(1)针灸治疗本病具有较好的疗效,一般情况下治疗几次即可获效。

(2)使用针刺疗法治疗的同时,应注意休息。

五、颅内低压性头痛

腰椎穿刺后是引起颅内低压性头痛的主要原因。

(一)临床表现

(1)腰椎穿刺后数小时内出现枕部的搏动性头痛,起坐或站立时头痛加剧,平卧后好转。

（2）一般在 1～3 天内自然恢复，个别患者可持续 10～14 天。

（二）辅助检查

无特异性检查项目。

（三）体针疗法

1.处方

取穴分为两组。第一组取头部穴位，如风池、太阳、百会等；第二组取肢体部的穴位，如内关、合谷、太溪等。两组穴位同时使用，每次取用 5～7 穴即可。

2.操作方法

常规消毒后，选用 28～30 号毫针，向后平刺太阳 1.2±0.2 寸，向前平刺百会 1.2±0.2 寸，向鼻尖方向斜刺风池 1.0±0.2 寸。直刺内关、合谷 1.2±0.2 寸，直刺太溪 0.8±0.2 寸。

每天针刺 1～2 次，每次留针 30 分钟，留针期间行针 3～5 次。使用中等强度的刺激手法，捻转的幅度为 2～3 圈，捻转的频率为每秒 2～4 个往复，每次行针 10～30 秒。

（四）电针体穴疗法

1.处方

与体针疗法的选穴相同。取穴分为两组。第一组取头部穴位，如风池、太阳、百会等；第二组取肢体部的穴位，如内关、合谷、太溪等。两组穴位同时使用。

2.操作方法

分为两步。第一步，进针操作与体针疗法一样；第二步为电针疗法操作方法。第一步操作完毕后，在第一组穴位与第二组穴位之间，分别连接电针治疗仪的两极导线，采用疏密波。刺激量的大小以出现明显的局部肌肉颤动或患者能够耐受为宜。每次电针治疗 20 分钟，每天治疗 1～2 次。每次电针 4～6 个穴位即可。没有接电疗仪的穴位，按普通体针疗法进行操作。

（五）梅花针疗法

1.处方

取穴分为两组。第一组取头部的穴位，如前顶、百会、后顶、风池等；第二组取肢体部的穴位，如内关、合谷、足三里等。两组穴位同时使用。

2.操作方法

常规消毒后，用较强的刺激手法叩打。每个穴区每次叩打 3～5 分钟，以局部皮肤潮红起丘疹、不出血为度。每天治疗 1～2 次。

(六)耳针疗法

1.处方

主穴、配穴同时取用,两侧交替。

主穴:取一侧的大脑皮质、皮质下、脑干。

配穴:取另一侧的交感、枕、颞。

2.操作方法

常规消毒后,用 28 号 0.5～1.0 寸毫针斜刺或平刺耳穴。每天针刺 1～2 次,每次留针 20 分钟,留针期间行针 2～3 次,使用中等强刺激手法针刺,捻转的幅度为 2～3 圈,捻转的频率为每秒 2～4 个往复,每次行针 10～30 秒。

(七)电针耳穴疗法

1.处方

主穴、配穴同时取用,两侧交替。

主穴:取一侧的大脑皮质、皮质下、脑干。

配穴:取另一侧的交感、枕、颞。

在上述耳针疗法处方的基础上,选取单侧的体穴神门、内关、太溪(双侧交替使用)。

2.操作方法

常规消毒后,用 28 号 0.5～1.0 寸毫针斜刺或平刺耳穴。用 28～30 号毫针,直刺神门 0.4±0.1 寸,直刺三阴交 1.4±0.2 寸,直刺内关 1.2±0.2 寸。然后在耳穴与神门、内关、太溪之间分别连接电针治疗仪的两极导线。采用疏密波,刺激量的大小以出现明显的局部肌肉颤动或患者能够耐受为宜。每次电针 4 个穴位(交替使用耳穴),每次电针 20 分钟。每天治疗 1～2 次。没有接电疗仪的耳穴,按普通耳针疗法进行操作。

(八)耳穴贴压疗法

1.处方

主穴、配穴同时取用,两侧交替。

主穴:取一侧的大脑皮质、皮质下、脑干。

配穴:取另一侧的交感、枕、颞。

2.操作方法

用王不留行籽进行贴压法。常规消毒后,用 5 mm×5 mm 的医用胶布将王不留行籽固定于选用的耳穴,每穴固定 1 粒。让患者每天自行按压 3～5 次,每个穴位每次按压 2～3 分钟,按压的力量以有明显的痛感但又不过分强烈为度。隔 2～3 天更换 1 次,双侧耳穴交替使用。

（九）按语

采用针刺疗法治疗本病的同时,应鼓励患者多饮水,如每天口服盐水 2 000～3 000 mL;取头低位卧床休息有利于头痛缓解。

六、其他原因引起的头痛

眼、鼻、鼻旁窦及耳等部位的许多疾病均可引起头痛。

（一）临床表现

(1)青光眼、虹膜炎、眼眶肿瘤、球后视神经炎、高度远视及眼外肌不平衡等原因均可引起球后或额颞区的疼痛。

(2)鼻腔或鼻旁窦发炎时,因黏膜充血水肿可引起牵涉性头痛。急性鼻旁窦炎时常引起眼球周围或额颞区的头痛。因鼻旁窦内的脓性分泌物经过一夜睡眠后积聚增多,所以患者清晨起床后头痛特别严重,待脓液排出后头痛会明显减轻。

(3)急性乳突炎可引起耳后部疼痛。

(4)病毒性膝状神经节带状疱疹引起的疼痛常位于外耳道内或耳后,疼痛数天后出现带状疱疹及面瘫。

(5)颈源性头痛。

此外,鼻腔肿瘤、鼻咽部肿瘤、牙周脓肿、下颌关节功能障碍等均可引起头部的牵涉性疼痛。颅内的占位性病变及高血压亦可引起头痛。

（二）辅助检查

应结合原发性疾病的一系列症状进行相应的检查。

（三）治疗

对这一类头痛主要做病因治疗。非占位性病变引起的头痛,可把针灸疗法作为主要的治疗方法来使用。但占位性病变引起的头痛,只能把针灸疗法作为辅助的治疗方法来使用。具体的治疗方法可参考其他的有关文献,在此不做详述。

（四）按语

(1)一般情况下,针灸疗法对除占位性病变引起的头痛之外的各类头痛均具有较好的疗效。

(2)应重点对原发性疾病进行治疗。

第四节 哮 喘

哮喘是一种常见的反复发作性疾病。哮与喘均有呼吸急促的表现,但症状略有不同,哮以呼吸急促,喉间有哮鸣音为特征;喘以呼吸困难,甚则张口抬肩为特征。临床上两者常同时出现,其病因病机亦大致相同,故合并叙述。本病一年四季均可发病,寒冷季节和气候急剧变化时发病较多。偏嗜咸味、肥腻或进食虾蟹鱼腥,脾失健运,聚湿生痰,痰饮阻塞气道,而发为痰鸣哮喘。其基本病因为痰饮内伏。

现代医学的支气管哮喘、慢性喘息性支气管炎、肺炎、肺气肿、心源性哮喘等属于本病的范畴。

一、辨证

本病以突然起病、呼吸急促、喉间哮鸣,甚则张口抬肩、不能平卧为主要症状。根据临床表现的性质不同分为实证和虚证两大类。

(一)实证

病程短,或当哮喘发作期,哮喘声高气粗,呼吸深长,呼出为快,体质较强,脉象有力。

1.风寒外袭

咳嗽喘息,遇寒触发,咯痰稀薄,形寒无汗,头痛,口不渴,苔薄白,脉浮紧。

2.痰热阻肺

咳喘,痰黏,咯痰不爽,胸中烦闷,胸胁作痛,或见身热口渴,纳呆,便秘,苔黄腻,脉滑数。

(二)虚证

病程长,反复发作或当哮喘间歇期,哮喘声低气怯,气息短促,体质虚弱,脉象无力。

1.肺气不足

喘促气短,动则加剧,喉中痰鸣,神疲,语言无力,痰液稀薄,动则汗出,舌质淡苔薄白,脉细数。

2.肺肾气虚

久病气息短促,呼多吸少,不得接续,动则喘甚,汗出肢冷,畏寒,舌淡苔薄白,脉沉细。

二、针灸治疗

(一)实证

治则:祛邪肃肺,化痰平喘。以手太阴经穴及相应背俞穴为主。

主穴:列缺、膻中、尺泽、肺俞、定喘。

配穴:风寒者,加风门;痰热阻肺者,加丰隆;喘甚者,加天突。

操作:毫针泻法。风寒者可合用灸法。定喘穴刺络拔罐。

方义:列缺为肺经络穴,可宣肺散邪;膻中为气会穴,可宽胸理气,调畅气机;尺泽为肺经合穴,可肃肺化痰,降逆平喘;肺俞为肺之背俞穴,可宣肺祛痰;定喘为平喘之效穴。

(二)虚证

治则:补益肺肾,止哮平喘。以相应背俞穴及手太阴、足少阴经穴为主。

主穴:肺俞、膏肓、肾俞、定喘、太渊、太溪、足三里。

配穴:肺气虚者,加气海;肺肾气虚者,加阴谷、关元、命门;喘甚者,加天突。

操作:定喘用刺络拔罐法,余穴用毫针补法。可酌用灸法或拔火罐法。

方义:肺俞、膏肓针灸并用,可补益肺气;补肾俞以补肾纳气;肺经原穴太渊配肾经原穴太溪,可充肺肾真原之气;足三里可调和胃气,以资生化之源,使水谷精微上归于肺,肺气充则自能卫外;定喘为平喘之经验效穴,取"急则治其标"之意。

第五节　胁　　痛

胁痛是指一侧或双侧胁肋部疼痛的病症,古称季胁痛。所谓胁,乃指侧胸部从腋下始至第 12 肋骨部之统称。肝胆位于胁部,其脉分布两胁,气滞、瘀血、湿热等实邪闭阻胁肋部经脉,或精血亏损,胁肋部脉络失养,均可导致胁痛。

现代医学的急慢性肝炎、肝硬化、肝癌、急慢性胆囊炎、胆石症、胆管蛔虫症、肋间神经痛、胸胁部扭挫伤等属于本病范畴。

一、辨证

一侧或双侧胁肋部疼痛,疼痛性质可为刺痛、窜痛、胀痛或隐痛,常反复发作。

(一)肝气郁结

胁肋胀痛,走窜不定,疼痛每因情志变化而增减,胸闷,喜叹息,得嗳气或矢气则舒,纳呆食少,脘腹胀满,苔薄白,脉弦。

(二)瘀血阻络

胁肋刺痛,固定不移,入夜尤甚,舌质紫黯,脉沉涩。

(三)湿热蕴结

胁肋胀痛,触痛明显,拒按,口干苦,胸闷纳呆,恶心呕吐,小便黄赤,或有黄疸,苔黄腻,脉弦滑而数。

(四)肝阴不足

胁肋隐痛,绵绵不休,遇劳加重,口干咽燥,头晕目眩,两目干涩,舌红少苔,脉弦细或细数。

二、治疗

(一)针灸治疗

治则:疏肝利胆,行气止痛。以足厥阴、足少阳经穴位为主。

主穴:期门、阳陵泉、支沟、足三里。

配穴:肝气郁结者加行间、太冲,瘀血阻络者加膈俞、期门、阿是穴,湿热蕴结者加中脘、三阴交,肝阴不足者加肝俞、肾俞。

操作:主穴毫针刺,用泻法。期门、膈俞、肝俞等穴不宜直刺、深刺,以免伤及内脏;瘀血阻络者,可用三棱针点刺膈俞、期门、阿是穴出血或再加拔火罐。

方义:肝胆经布于胁肋,故近取肝经期门、远取胆经阳陵泉疏利肝胆气机,行气止痛;取支沟以疏通三焦之气,配足三里和胃消癖,取"见肝之病,当先实脾"之意。

(二)其他治疗

1.耳针

选肝、胆、胸、神门,毫针浅刺,留针30分钟,也可用贴压法。

2.皮肤针

用皮肤针叩胸胁疼痛部位,加拔火罐。本法适用于劳伤胁痛。

3.穴位注射

用10％葡萄糖注射液 10 mL,或加维生素 B_{12} 注射液 0.1 mg,注入相应部位的夹脊穴,每穴注射0.5～1 mL。适用于肋间神经痛。

第六节　胃　脘　痛

胃脘痛是指以上腹胃脘部疼痛为主要症状的病症。由于疼痛部位近心窝部,古人又称"心痛""胃心痛""心腹痛""心下痛"等。本病多由外感邪气、内伤饮食或情志、脏腑功能失调等导致气机郁滞、胃失所养而引起。

现代医学的急性胃炎、慢性胃炎、胃溃疡、十二指肠溃疡、功能性消化不良及胃黏膜脱垂等病以上腹部疼痛为主要症状者,属于本病范畴。

一、辨证

本病以上腹胃脘部疼痛为主要症状。根据发病原因不同可分为寒邪犯胃、饮食停滞、肝气犯胃、气滞血瘀、脾胃虚寒及胃阴不足等证型。

(一)寒邪犯胃

疼痛较剧,得温痛减,遇寒痛增,口不渴,喜热饮,苔薄白,脉弦紧。

(二)饮食停滞

疼痛胀满,嗳腐吞酸,呕吐或矢气后痛减,大便不爽,苔厚腻,脉滑。

(三)肝气犯胃

疼痛胀满,痛连胁肋,嗳气吞酸喜叹息。每因情志因素诱发,苔薄白,脉弦。

(四)气滞血瘀

胃痛拒按,痛有定处,食后痛甚,舌紫黯或有瘀斑,脉细涩。

(五)脾胃虚寒

疼痛缠绵,时轻时重,神疲乏力,纳呆便溏,或泛吐清水,舌淡苔薄,脉虚弱或迟缓。

(六)胃阴不足

隐痛灼热,饥不欲食,咽干口燥,大便干结,舌红少津,脉弦细或细数。

二、治疗

(一)针灸治疗

治则:和胃止痛。以足阳明、手厥阴经穴位及相应募穴为主。

主穴:中脘、内关、足三里、梁丘。

配穴:寒邪犯胃者加胃俞,饮食停滞者加下脘、梁门,肝气犯胃者加太冲,气滞血瘀者加膈俞,脾胃虚寒者加气海、关元、脾俞、胃俞,胃阴不足者加三阴交、内庭。

操作:毫针刺,实证用泻法,虚证用补法。脾胃虚寒者,可针灸并用。

方义:中脘为胃之募穴,足三里为足阳明经合穴、下合穴,两穴合用能和胃止痛。内关是八脉交会穴,通于阴维脉,主治胃痛、恶心。梁丘为足阳明胃经郄穴,善治胃痛。

(二)其他治疗

1.耳针

选脾、胃、肝、交感、神门、皮质下。毫针刺,中等强度刺激手法,或用埋针法或贴压法。

2.穴位注射

选中脘、足三里、肝俞、胃俞、脾俞,每次取 2 穴,以黄芪、丹参或当归注射液,每穴注入1 mL,每天或隔天 1 次。

第七节　胃　下　垂

胃下垂是指以胃小弯弧线最低点下降至髂嵴连线以下为主要表现的慢性胃肠疾病。多见于体质瘦弱、体型瘦长或因病突然消瘦者,妇女多育也易患本病,患者症状轻重与其神经敏感性有明显关系。

本病属中医学胃缓范畴。

一、病因病机

维持胃底正常位置的因素有 3 个,即横膈的位置或膈肌的悬吊力、邻近脏器及有关韧带的力量、腹壁肌的力量或腹壁脂肪层的厚薄,其中任何一个因素失常都可引发胃下垂。

中医学认为本病多由先天禀赋不足,或病后失调,饮食不节,损伤脾胃,以致脾胃虚弱,中气下陷,升举无力而发生下坠。

二、辨证

证候:轻度胃下垂可无症状。较严重者出现慢性中上腹疼痛,但无周期性和明显的节律性。疼痛轻重与进食量的多少有关,且食后作胀。自觉胃部下坠,肠鸣漉漉,直立时加重,平卧后减轻。可伴有便秘、腹泻及便形失常,如大便扁而短。可有眩晕、乏力、心悸、失眠、直立性低血压,或伴有肾、子宫下垂和脱肛等并发症。

体检见肋下角<90°夹角,脐下可有振水音,食后叩诊胃下极可下移至骨盆,上腹部可扪及强烈的腹主动脉搏动。X线胃肠钡餐检查是本病的主要诊断依据,可见胃呈无力型,小弯弧线最低点在髂嵴连线以下,十二指肠球部受胃下垂牵拉向左偏移等。

三、治疗

(一)针灸治疗

治法:补中益气,健脾和胃。

取穴:中脘、梁门、气海、关元、脾俞、足三里。

随症配穴:腹泻者,加天枢,腹部下坠感者,加灸百会。

刺灸方法:针用补法,可加灸。

方义:中脘为胃之募穴,可健脾和胃。梁门位近胃腑,有和胃作用。气海、关元能温肾益气。脾俞、足三里可补虚健胃,升举中气。

(二)其他治疗

1.穴位注射

取脾俞、胃俞、肾俞、中脘、气海、足三里等穴,每次选 2~4 穴,选用加兰他敏、苯丙酸诺龙等注射液,每穴注射 0.3~0.5 mL,隔天或每天注射 1 次,10 次为 1 个疗程。

2.穴位埋线

选用两组穴位。胃俞透脾俞、中脘透上脘,或腹哀透神阙、阑尾透足三里。先取一组穴位,依法植入羊肠线,20~30 天后用另一组穴位,两组穴位可交替使用。

第八节　水　　肿

水肿是指体内水液滞留,泛滥肌肤,引起头面、眼睑、四肢、腹背甚至全身浮肿,严重者还可伴有胸腔积液、腹水等。本证又名水气,可分为阴水和阳水两大类。阳水发病较急,多从头面部先肿,肿势以腰部以上为著;阴水发病较缓,多从足跗先肿,肿势以腰部以下为显。

本证常见于现代医学中的急慢性肾炎、充血性心力衰竭、肝硬化以及营养障碍等疾病。

一、病因病机

本证多因三焦气化失职、气机不利、水液停滞、排泄失常、渗于肌肤而发病。

(一)风水相搏

肺为水之上源,又主一身之表,外合皮毛。风邪侵袭,肺失宣肃,不能通调水道,下输膀胱,以致风遏水阻,风水相搏,流溢于肌肤,发为水肿(阳水)。

(二)脾虚湿困

脾主运化,喜燥恶湿。如居处潮湿,或涉水冒雨,水湿之气内侵,或平素酒食不节,生冷太过,湿蕴于中,脾为湿困,健运失司,不能升清降浊,以致水湿不得下行,泛于肌肤,而成水肿(阴水)。

(三)阳虚水泛

生育不节,房劳过度,肾气内伤,或劳倦伤脾,日久脾肾俱虚,肾虚则开阖不利,不能化气行水,以致水液停聚,泛滥于肌肤,形成水肿(阴水)。

二、辨证

(一)阳水

证候:多为急性发作,初起面目微肿,继则遍及全身,皮肤光泽,按之凹陷易复,胸中烦闷,甚则呼吸急促,小便短少而黄,伴有恶寒发热,咽痛,苔白滑或腻,脉浮滑或滑数。

治法:疏风利水。

(二)阴水

证候:发病多由渐而始。初起足跗微肿,继而腹背面部等渐见水肿。按之凹陷恢复较难,肿势时起时消,气色晦滞,小便清利或短涩。脾虚者兼见脘闷纳少,大便溏泄。肾虚者兼见喜暖畏寒,肢冷神疲,腰膝酸软,脉沉细或迟,舌淡苔白。

治法:温阳利水。

三、治疗

(一)针灸治疗

1.阳水

取穴:肺俞、列缺、合谷、三焦俞。

配穴:恶寒甚者,加偏历;发热甚者,加曲池;咽痛者,加少商;面部肿甚者,加水沟。

刺灸方法:针用泻法。

方义:取肺俞以宣肺疏风,通调水道。列缺、合谷为原络相配,可疏解表邪。三焦俞调整气化,通利水道。

2.阴水

取穴:脾俞、肾俞、三焦俞、水分。

配穴:脾虚者,加中脘、足三里、天枢;肾虚者,加灸关元、命门。

刺灸方法:针用补法,可加灸。

方义:补脾俞、肾俞可温中助阳以化气利水。三焦俞通调水道以利水下行。水分可分利水邪,利尿行水。

(二)其他疗法

1.耳针

取肺、脾、肾、膀胱,毫针中度刺激,留针30分钟,每天1次,或埋针或埋王不留行籽贴压刺激,每3～5天更换1次。

2.穴位敷贴

用车前子10 g研细末,与独头蒜5枚、田螺4个共捣,敷神阙。或用蓖麻籽50粒,薤白3～5个,共捣烂敷涌泉。每天1次,连敷数次。

第九节　癃　闭

癃闭是指以排尿困难、尿量减少,甚至小便闭塞不通为主要表现的一种病证。"癃"是指小便不利,点滴而下,病势较缓;"闭"是指小便不通,欲溲不下,病势较急。癃与闭常合称癃闭,多见于产后妇女、手术后患者及老年男性。由于外邪侵袭、饮食不节、情志内伤、体虚久病、外伤等引起肾和膀胱气化失司所导致。

现代医学的膀胱、尿道器质性和功能性病变及前列腺疾病等所造成的排尿困难和尿潴留均属本病范畴。

一、辨证

本病可突然发作,或逐渐形成。症见小便不通,小腹胀满或急痛,烦躁不安等。病情严重者,还可见头晕、头痛、恶心、呕吐、胸闷、喘促、水肿,甚至神昏等。根据其临床表现可分为湿热内蕴、肝郁气滞、瘀浊闭阻和脾肾亏虚型。

(一)湿热内蕴

小便闭塞不通,努责无效,小腹胀急而痛,烦躁口渴,或口渴不欲饮,或大便不畅,舌质红,苔黄腻。

(二)肝郁气滞

小便不通或通而不畅,多烦善怒,胁腹胀满疼痛,舌红,苔黄,脉弦。

(三)瘀浊闭阻

多有外伤或手术损伤病史。小便不通或通而不畅,小腹满痛,舌紫黯或有瘀点,脉涩。

(四)脾肾亏虚

小便淋沥不爽,排出无力,甚至点滴不通,精神疲惫,气短纳差,大便不坚,小腹坠胀,腰膝酸软,畏寒乏力,舌质淡,脉沉细。

二、治疗

(一)针灸治疗

治则:调理膀胱,行气通闭。以任脉、足太阳及足太阴经穴位为主。

主穴:秩边、三阴交、关元、中极、膀胱俞、三焦俞、肾俞。

配穴:湿热内蕴者,加委阳、尺泽;肝郁气滞者,加太冲、大敦;瘀血阻滞者,加曲骨、次髎、血海;中气不足者,加气海、脾俞、足三里;肾气亏虚者,加太溪、复溜。

操作:毫针刺,实证用泻法,虚证用补法。

方义:秩边为膀胱经穴,可调理膀胱;三阴交可通调足三阴经气血,消除瘀滞;关元为任脉与足三阴经交会穴,中极为膀胱募穴,中极配膀胱之背俞穴,俞募相配,关元透中极,均能起到鼓舞膀胱气化功能的作用;三焦俞通调三焦,配肾俞可促进膀胱气化功能。

(二)其他治疗

1.耳针

选肾、膀胱、肺、肝、脾、三焦、交感、神门、皮质下、腰骶椎。每次选3～5穴,用毫针中等强度刺激,或用揿针埋藏,或用王不留行籽贴压。

2.穴位敷贴

选神阙穴。用葱白、冰片、田螺或鲜青蒿、甘草、甘遂各适量,混合捣烂后敷于脐部,外用纱布固定,加热敷。

3.取嚏或探吐

用消毒棉签,向鼻中取嚏或喉中探吐;也有用皂角粉末 0.3～0.6 g 吹鼻取嚏。

4.电针

取双侧维道,沿皮刺,针尖向曲骨透刺2～3寸,通脉冲电15～30分钟。

第三章　骨科常见疾病的针灸治疗

第一节　颈椎间盘突出症

一、概述

椎间盘由髓核、纤维环和软骨板构成，它的前部较后部高，使脊柱呈生理性前凸。颈椎间盘突出症多由于急性或反复和轻微的外伤而引起。

颈椎的下部负重较大，活动较多，又与相对固定的胸椎相连，故容易劳损而发生退行性改变。纤维环发生退变之后，纤维肿胀变粗，继而发生玻璃样变性。由于纤维环变性而弹性减退，难以承受椎间盘内的张力，产生断裂。当椎间盘受到头部屈伸活动时的重力作用、肌肉的牵拉，以及外伤等影响时，会向外膨出破裂，髓核也可经破裂的纤维环裂隙向后突出。

由于椎间盘向椎管突出的位置不同，则产生的表现也不同。常见的类型有以下3种。

(一)侧方突出型

突出的位置在后纵韧带外侧、钩椎关节内侧。该处是颈神经根通过的部位，突出的椎间盘可压迫脊神经根而产生根性症状。

(二)旁中央突出型

突出的部位偏于一侧，介于脊神经和脊髓之间。突出的椎间盘可压迫脊神经根和脊髓，产生单侧脊髓和神经根压迫症。

(三)中央突出型

突出部位在椎管中央。脊髓的前方，突出的椎间盘压迫脊髓腹面的两侧，产生脊髓受压的双侧症状。

二、诊断要点

（1）多见于 30 岁以上的中壮年，无外伤史者，起病多缓慢；有外伤史者，起病较急。

（2）颈后疼痛，卧床休息后症状好转，活动或咳嗽后症状加重，疼痛向一侧或两侧肩、臂和手部放射。

（3）本病多发生于 $C_{6\sim7}$ 或 $C_{5\sim6}$ 椎间盘，颈椎计算机体层成像（CT）和磁共振成像（MRI）检查可以帮助确诊。由于椎间盘突出的部位不同，压迫的组织不同，所以临床表现也各不相同。①椎间盘侧方突出：主要症状为颈部受累神经根的上肢支配区疼痛与麻木；疼痛放射到一侧肩部和上肢；颈部僵硬，颈后肌痉挛，活动受限；在突出部位的棘突间有压痛；颈神经根牵拉试验和椎间孔加压试验阳性；受累神经节段支配区有感觉、运动及反射改变，以及肌力减退、肌肉萎缩等体征。②椎间盘旁中央突出：患者有椎间盘侧方突出的症状、体征；患者有单侧脊髓受压症状和体征，患侧下肢软无力、肌肉张力增强、腱反射亢进、巴宾斯基征阳性。③椎间盘中央突出：主要表现为脊髓受压症状和体征；下肢无力，平衡障碍，严重者可见下肢瘫痪；肌肉张力增高、腱反射亢进、踝阵挛、髌阵挛及巴宾斯基征阳性。

三、病因病机

本病主要位于督脉、手足太阳经、足少阴经。

(一)风寒阻滞

颈项劳损或年老体弱，卫外不固，风寒邪气乘虚入侵颈项，经络闭阻，气血运行不畅而发病。

(二)瘀血阻滞

外力损伤头颈部，血溢脉外，瘀血停滞，阻碍经络气血运行而发病。

(三)肝肾亏损

肾主骨藏精生髓，肾虚则精亏，精亏则骨失其养，发为骨痿。肝主筋而藏血，筋附于骨，肝虚则筋失血养而萎软拘紧。

四、辨证与治疗

(一)风寒阻滞

1.主症

颈项疼痛，连及肩背和上肢，手臂麻木，项背喜热恶寒，疼痛与气候变化有关。舌苔薄白,脉紧。

2.治则

散风祛寒,温经通络。

(二)瘀血阻滞

1.主症

有明显的损伤史,发病急,颈项部疼痛,痛连肩臂,强迫体位,头项活动受限。舌质暗,脉弦。

2.治则

活血化瘀,通经止痛。

(三)肝肾亏损

1.主症

发病缓慢,反复发作的颈项酸痛,上肢麻痛,劳累后加重,下肢无力、瘫痪、拘紧,腰部酸软,耳鸣,耳聋。舌质淡,脉沉细。

2.治则

调补肝肾,益精柔筋。

(四)治法

1.处方

天柱、阿是穴(颈夹脊穴)、后溪、列缺。

(1)风寒痹阻者加大椎、外关。

(2)瘀血阻滞者加膈俞、合谷、太冲。

(3)肝肾亏损者加肝俞、肾俞、太溪。

(4)上肢疼痛者加曲池、外关。

(5)上肢及手指麻木者加外关、少商、商阳、关冲、少泽。

(6)下肢瘫痪、肢体拘紧者加阳陵泉、悬钟、三阴交、照海。

2.操作法

天柱、阿是穴、后溪、大椎、外关、合谷、太冲、曲池针刺捻转泻法。列缺针刺得气后先用捻转泻法,之后用捻转补法。膈俞刺络拔罐法,用梅花针叩刺出血,再拔火罐。根据麻木的手指选取井穴,然后用三棱针点刺出血。肝俞、肾俞及太溪等穴针刺补法。

3.方义

本病除跌打损伤引起者之外,基本上属于本虚标实的病证,本虚或因劳伤气血,卫气不固;或由于肝肾亏损,筋骨失养。表实多因风寒痹阻或瘀血阻滞。本病治疗处方即基于此,标本兼顾。颈夹脊穴是一组穴位,多选取压痛的部位(C_5、C_6、C_7),属于局部取穴,具有通经止痛的功效,对颈椎病变有良好效果。天柱属于足太阳经,又位于颈部,是疏通头项部经络、祛风散寒的主要穴位,正如《百症赋》所说"项强多恶风,束骨相连于天柱"。后溪是手太阳经的输穴,"俞主体重节痛";后溪又通于督脉,可通阳祛邪、疏通项背经气,所以后溪是治疗颈项疼痛和项背疼痛的主穴。列缺是手太阴经络穴,通于手阳明经,针刺泻之,具有宣肺祛邪、疏通经络的作用,多用于头项疼痛的治疗,正如《四总穴歌》曰:"头项寻列缺";列缺又通于任脉,任脉下入于肾,足少阴经筋"循脊内挟膂上至项,结于枕骨,与太阳之筋合",故补列缺可助金生水,濡养筋骨,缓解颈项部肌肉的僵硬、疼痛,为治本之法。列缺配后溪,一个调任脉益阴潜阳、濡养筋骨,一个调督脉、通阳祛邪,使任督脉经气畅达,阴阳调和,百病可治。

手指麻木者,病因虽多,但病机总归于气血不调,治疗宗通经接气法,取井穴点刺出血,可获得良好效果。井穴是阴阳经的交会穴,有调达阴阳的作用;阴经属于阴而主血,阳经属于阳而主气,故井穴有调理气血的作用。阴经井穴配五行属于木,应于肝,肝藏血,主疏泄;阳经井穴配五行属于金,应于肺,肺主气,主治节,故井穴可调节气机和气血的运行。井穴点刺出血能行气活血化瘀,是治疗肢体麻木的有效穴位。

阳陵泉是筋之会穴,悬钟是髓之会穴,三阴交是足三阴经交会穴,补之养血益精,濡养筋骨,可治疗肢体的拘紧和僵硬。照海是阴跷脉的交会穴,主治肢体的运动,"阴跷为病,阳缓而阴急",善于治疗肢体的僵硬、拘挛。

第二节　腰椎骨质增生症

腰椎骨质增生症又称腰椎退行性脊椎炎、腰椎老年性脊椎炎和腰椎骨关节病等。其特征是关节软骨的退行性变,并在椎体边缘有骨赘形成。退行性变多发生在椎体、椎间盘和椎间关节。本证多见于中年以上的腰痛患者。本证属于中医腰痛范畴。

一、诊断要点

(1)患者多在 40 岁以上,男性多于女性。

(2)腰部酸痛、僵硬。

(3)久坐或晨起疼痛加重,稍微活动后疼痛减轻,但活动过多或劳累后疼痛加重;天气寒冷或潮湿时症状加重。

(4)检查:①腰椎生理前凸减小或消失,弯腰活动受限;腰部肌肉僵硬,有压痛;臀上神经和坐骨神经的径路可有轻度压痛。②X 线检查是诊断本病的主要依据,可见脊柱正常生理弧度减小或消失;腰椎体边缘有唇状骨质增生,边缘角形成骨赘,严重者形成骨桥。

二、病因病机

本病多见于中老人。腰骨质增生是一种生理性保护性改变,可以增加脊椎的稳定性,代替软组织限制椎间盘的突出。一般情况下,无临床症状,但当脊椎的退行性改变使各椎骨之间的稳定性平衡受到破坏,韧带、关节囊和神经纤维组织受到过度牵拉或挤压时,就会引起腰部疼痛。导致椎骨稳定性失衡的原因主要有以下几个方面。

(一)肝肾亏损

随着年龄的增长,尤其是在 40 岁以后,机体各组织细胞的含水量和胶体物质逐渐减少,而含钙的物质逐渐增多,组织细胞的生理功能而随之衰退、老化,其中以软骨的退行性变最显著,会使脊椎失去其稳定性。人体五八肾气衰、七八肝气衰,或由于禀赋虚弱,或由于房劳过度、精血亏虚、筋骨失养而致肝肾亏损。腰为肾之府,所以肝肾亏损多见腰痛。

(二)寒湿痹阻

在肾虚的基础上,复感寒湿邪气,经脉痹阻发为腰痛。《诸病源候论·腰背痛诸候》云:"劳损于肾,动伤经络,又为风冷所侵,血气搏击,故腰痛也",或在劳力汗出之后,衣着冷湿,寒湿邪气乘虚入侵,或久居寒湿之地,或冒雨涉水,寒湿邪气内侵,气血运行不畅,发为腰痛。

(三)瘀血阻滞

随着年龄的增长,肾气逐渐虚弱,腰椎的稳定性减低,在腰部受到牵拉、摩擦、挤压的情况下,极易受到损伤,导致瘀血阻滞、经气不通,发为腰痛。

三、辨证与治疗

（一）肝肾亏损

1.主症

腰痛绵绵,反复发作,喜按喜揉,遇劳则痛甚,卧床休息则痛减,有时伴有耳鸣、阳痿、小便频数等症。舌质淡,脉沉弱。

2.治则

补益肝肾,濡养筋骨。

3.处方

肾俞、关元俞、腰阳关、阳陵泉、飞扬、太溪。

4.操作法

诸穴均采用捻转补法,肾俞、关元俞、腰阳关加用灸法。

5.方义

腰为肾之府,肾精亏损,腰府失养而作痛;肝藏血而主筋,肾虚则精血不足,筋失精血濡养而作痛。治取肾的背俞穴——肾俞以补肾气益精血、濡养筋骨而止痛;关元俞内应关元,是人体元气输注之处,补之可补元气、益精血濡筋骨,善于治疗肾虚腰痛,如《针灸大成》曰:关元俞"主风劳腰痛"。太溪配飞扬属于原络配穴,旨在培补肾精调理太阳、少阳经脉以止痛。用飞扬治疗肾虚性腰痛由来已久。在飞扬穴处又有小络脉分出,名曰飞扬脉,主治腰痛。《素问·刺腰痛论》:"飞扬之脉令人腰痛,痛上怫怫然,甚则悲以恐,刺飞阳之脉,……少阴之前与阴维之会。"用飞扬配太溪治疗肝肾亏损性腰痛确有良好效果。阳陵泉乃筋之会穴,可缓筋急以止痛。诸穴协同相助,补益精血濡养筋骨以止痛。

（二）寒湿腰痛

1.主症

腰部冷痛,遇寒湿则疼痛加重、得温则痛减,可伴有下肢麻木、沉重感。舌质淡,苔白腻,脉迟缓。

2.治则

散寒利湿,兼补肾气。

3.处方

肾俞、大肠俞、腰阳关、委中、阴陵泉。

4.操作法

肾俞用龙虎交战手法,腰阳关平补平泻法、并用灸法,委中、阴陵泉针刺泻法。

5.方义

本证的病变部位在督脉、足太阳经及其经筋,遵照循经取穴的治疗原则,故治疗取穴以足太阳经穴肾俞、大肠俞、委中为主,通经止痛。肾俞益肾助阳,扶正祛邪;《灵枢·终始》说:"病在腰者取之腘",所以委中是治疗腰痛的主穴;大肠俞位于腰部,善于治疗腰痛,正如《针灸大成》所说:大肠俞"主脊强不得俯仰,腰痛"。腰阳关属于督脉,通阳祛寒、利湿止痛。阴陵泉除湿利小便、通经止痛,《针灸甲乙经》:"肾腰痛不可俯仰,阴陵泉主之。"诸穴相配,可达扶正祛邪、通经止痛的功效。

(三)瘀血阻滞

1.主症

腰部疼痛,痛有定处,转侧不利,行动不便。舌质黯,或有瘀斑。

2.治则

活血化瘀,通经止痛。

3.处方

肾俞、阿是穴、膈俞、委中、阳陵泉。

4.操作

肾俞用龙虎交战手法,阿是穴、膈俞用刺络拔火罐法,委中用三棱针点刺放血,阳陵泉针刺平补平泻法。

5.方义

肾俞用龙虎交战手法,补泻兼施,扶正祛瘀。阿是穴、膈俞、委中点刺出血,祛瘀生新,通络止痛。阳陵泉是筋之会穴,舒筋止痛,若患者转侧困难,病在少阳转输不利,阳陵泉可解转输之筋结,腰痛可除。

第三节　腰椎管狭窄症

任何原因引起的椎管、神经根管、椎间孔的变形或狭窄,使神经根或马尾神经受压迫,引起一系列临床表现者,统称为腰椎管狭窄症。本病是一个综合征,所以又称腰椎管综合征。神经受压迫可能是局限性的,也可能是节段性的或广泛性的;压迫物可能是骨性的,也可能是软组织。腰椎间盘突出引起的椎管狭窄,因有其独特性,不列入腰椎管狭窄症内,但腰椎管狭窄症可合并有椎间盘突出。

腰椎管狭窄症的主要症状是腰腿痛,所以属于中医学腰腿痛的范畴。

一、诊断要点

本病发展缓慢,病程较长,病情为进行性加重。

(1)主症:腰痛、腿痛和间歇性跛行。

(2)腰腿痛的特征:腰痛位于下腰部和骶部,疼痛在站立或走路过久时发作,躺下或下蹲位或骑自行车时,疼痛多能缓解或自行消失。腰腿痛多在腰后伸、站立或行走时加重,卧床休息后减轻或缓解。

(3)间歇性跛行是本病的重要特征:在站立或行走时,出现腰痛腿痛、下肢麻木无力,若继续行走可有下肢发软或迈步不稳。当停止行走或蹲下休息后,疼痛则随之减轻或缓解,若再行走时症状又会重新出现。

(4)病情严重者,可引起尿急或排尿困难,下肢不全瘫痪,马鞍区麻木,下肢感觉减退。

(5)检查:主诉症状多,阳性体征少是本病的特点。①腰部后伸受限,脊柱可有侧弯、生理前凸减小。②X线检查:常在 $L_{4\sim5}$、L_5 和 S_1 之间见椎间隙狭窄、椎体骨质增生、椎体滑脱、腰骶角增大、小关节突肥大等改变,以及椎间孔狭小等。

CT 及 MRI 扫描检查具有诊断价值。

二、病因病机

腰椎管狭窄症可分为先天性狭窄和继发性狭窄,均会导致椎管前后、左右内径缩小或断面形态异常。先天型椎管狭窄多由于椎管发育狭窄、软骨发育不良或骶椎裂等所致;后天性椎管狭窄主要是腰椎骨质增生、黄韧带及椎板肥厚、小关节肥大、陈旧性腰椎间盘突出、脊柱滑脱、腰椎骨折恢复不良和脊椎手术后等导致。先天性椎管狭窄症多见于青年患者,后天性椎管狭窄症多见于中年以上的患者。

中医学认为本病的发生有多种原因。先天肾气不足,肾气衰退,以及劳伤肾气,耗伤气血为其发病的内在因素;反复遭受外伤、慢性劳损以及风寒湿邪的侵袭为其外因。其主要病机是肾气不足,气血虚弱,以及风寒湿邪痹阻,瘀血阻滞,经络气血不通,筋骨失养,发为腰腿疼痛。

三、辨证与治疗

(一)肾气虚弱

1.主症

腰部酸痛,腿细无力,遇劳加重,卧床休息后减轻,形羸气短,面色无华。舌质淡,苔薄白,脉沉细。

2.治则

调补肾气,壮骨益筋。

3.处方

肾俞、腰阳关、$L_{4,5}$夹脊穴、关元俞、阳陵泉、飞扬、太溪、三阴交。

4.操作法

$L_{4,5}$夹脊穴用龙虎交战手法,其余诸穴均采用捻转补法,并于肾俞、关元俞、腰阳关加用灸法。

5.方义

本证是由于肾气虚弱而引起。主症是腰腿痛,病位于督脉、足太阳、足少阴经。腰为肾之府,肾虚则腰府失养,故治取肾的背俞穴补益肾气,濡养腰府及经脉而止痛;关元俞内应关元,是人体元气输注之处,补之可益元气,益精血濡筋骨,善于治疗肾虚腰痛,如《针灸大成》曰:关元俞"主风劳腰痛"。太溪配飞扬属于原络配穴,旨在补益肾气调理太阳、少阴经脉以止痛。在飞扬穴处又有小络脉分出,名曰飞扬脉,主治腰痛,《素问·刺腰痛论》:"飞扬之脉令人腰痛,痛上怫怫然,甚则悲以恐,刺飞阳之脉,……少阴之前与阴维之会。"故飞扬可治疗肾虚以及肝虚引起的腰痛。三阴交补益气血,濡养筋骨。阳陵泉乃筋之会穴,可缓筋急以止痛。诸穴协同相助,补益肾气,养筋壮骨以止痛。

(二)寒湿痹阻

1.主症

腰腿疼痛重着,自觉拘紧,时轻时重,遇冷加重,得热症减。舌质淡,苔白滑,脉沉紧。

2.治则

祛寒利湿,温通经络。

3.处方

肾俞、关元俞、$L_{4,5}$夹脊穴、腰阳关、委中、阴陵泉、三阴交。

4.操作法

肾俞、关元俞、腰阳关均采用龙虎交战手法，并加用灸法。腰部夹脊穴、委中、阴陵泉针刺泻法。三阴交平补平泻法。

5.方义

本证属于寒湿痹阻，但病之本是肾虚，治疗当用补泻兼施的方法。肾俞、关元俞补肾气助元气，腰阳关温督脉、通脊骨，采用龙虎交战手法，补泻兼施，扶正祛邪，加用灸法可加强其温补肾气，散寒化湿的作用。腰夹脊穴是病变的症结处，针刺泻法祛除邪气之痹阻，可达通经止痛的作用。委中通经祛邪，是治疗腰腿痛重要的有效的穴位。阴陵泉除湿利小便，通经止痛，是治疗湿邪痹阻性腰痛的有效穴位，正如《针灸甲乙经》所说："肾腰痛不可俯仰，阴陵泉主之。"三阴交是足三阴经的交会穴，可健脾利湿，补肝肾壮筋骨，与肾俞、关元俞配合，既可加强补肝肾的作用，又可祛除腰部的湿邪，加快腰腿痛的缓解。

(三)气虚血瘀

1.主症

腰痛绵绵，部位固定，不耐久坐、久立、久行，下肢麻木，面色少华，神疲乏力。舌质黯或有瘀斑，脉细涩。

2.治则

益气养血，活血化瘀。

3.处方

膈俞、肝俞、脾俞、肾俞、关元俞、腰阳关、腰夹脊穴、足三里、三阴交。

4.操作法

膈俞、腰夹脊穴针刺泻法，并刺络拔火罐法。其余诸穴用捻转补法，并在肾俞、关元俞、腰阳关加用灸法。

5.方义

本证是在肾虚的基础上，复加经脉劳损，瘀血阻滞，以及劳作日久耗伤气血，筋脉失养所致。选取血之会穴膈俞及病变之症结夹脊穴，刺络拔火罐，除瘀血之阻滞，以利气血的通行及筋脉濡养。取肾俞、关元俞、肝俞补肝肾益筋骨。腰阳关温通督脉，通畅脊骨。脾俞、足三里、三阴交温补脾胃，益气血生化之源。诸穴相配，补后天益先天，除瘀血阻滞，可达益气养血，活血化瘀的功效。

第四节 强直性脊柱炎

一、概述

强直性脊柱炎是慢性多发性自身免疫性关节炎的一种类型。本病的特征是从骶髂关节开始,逐步上行性蔓延至脊柱的棘突、关节旁突的软组织及外围的关节炎。早期极易误诊为坐骨神经痛、骨膜炎等疾病,晚期可造成脊柱骨性强直及残疾,成为严重危害人类健康的疾病。针灸对强直性脊柱炎进行个体化辨证论治有悠久的历史和良好的效果。

本病曾被称为"类风湿性脊柱炎""类风湿关节炎中枢型",现已明确本病与类风湿关节炎不是同一种疾病。本病发病率比类风湿关节炎低,多发于15～30岁的青年男性,男女之比约为14∶1,其中16～25岁为发病高峰。发病部位主要在躯干关节。本病的发病原因迄今尚未十分明了,认为可能与感染、自身免疫、内分泌失调、代谢障碍及遗传等因素有关。中医历代医家对本病病名认识不一,有肾痹、骨痹、腰痛、龟背及大偻等不同的名称。医学家焦树德教授称之为"尪痹"。1997年,中国国家标准《中医病证治法术语》将其归属于"脊痹"。

二、诊断要点

(1)多发于15～30岁的男性青年,有家族遗传倾向。病变多从骶髂关节开始,逐渐向上蔓延至脊柱,造成脊柱关节的骨性强直。部分患者可出现坐骨神经痛症状,膝关节肿痛等。

(2)发病缓慢,病程长久,发展与缓解交替进行,病程可长达数年或数十年,受凉、受潮可诱发本病。

(3)疼痛、活动受限是其主要临床表现。病变早期主要表现为两侧骶髂部及下腰部疼痛,腰部僵硬不能久站,活动时疼痛加剧,休息后缓解,腰部活动范围受到很大限制;病变累及胸椎和肋椎关节时,胸部的扩张活动受限,并可有束带状胸痛,咳嗽、打喷嚏时加重等;本病累及颈椎时头部转动不便,旋转受限。

(4)畸形,病变后期整个脊柱发生强直、疼痛消失,后遗驼背畸形,病变累及髋关节时,出现髋畸形,严重者脊柱可强直于90°夹角向前屈位,患者站立或行走时目不能平视。

（5）约有 20％患者合并虹膜炎（眼痛及视力减退）。

（6）实验室检查，患者多有贫血，早期和活动期血沉增快，抗"O"和类风湿因子阴性。淋巴组织相容性抗原（HLA-B27 或 W27）明显增高。

（7）X 线片表现，双侧骶髂关节骨性改变最早出现，是诊断本病的主要依据。

三、病因病机

强直性脊柱炎不少医家认为应属于中医学痹证中"肾痹"范畴。因为早在《素问·痹论》中就有记载"骨痹不已，复感于邪，内舍于肾……肾痹者，善胀，尻以代踵，脊以代头"，形象地描述了强直性脊柱炎的晚期症状。并认为肾虚是其发病的内因，外邪或外伤为其发病的外因、诱因。强直性脊柱炎的病位在脊柱，然而诸多脏腑经络与脊柱相联系，如督脉"贯脊属肾"；任脉"起于胞中，上循脊里"；足少阴肾经"贯脊属肾络膀胱"，足少阴经筋"循脊内挟膂上至项，结于枕骨"；足太阳经"夹脊抵腰中，络肾属膀胱"，足太阳经筋"上挟脊上项"；手阳明经筋"其支者，绕肩胛，夹脊"；足阳明经筋"直上结于髀枢，上循胁属脊"；足太阴经筋"聚于阴器，上腹结于脐，循腹里结于肋，散于胸中，其内者，著于脊"。以上脏腑及其所属的经脉若发生病变均可影响脊柱的功能，但其中以肾最为重要，因为足少阴经、足少阴经筋、督脉、任脉、足太阳经、足太阳经筋均隶属于肾。

（一）肾气虚弱

先天禀赋不足，加上后天调摄不当，饮食不节，涉水冒雨；或房劳过度，内伤于肾，肝肾亏损，脊督失养，卫外不固，风寒湿邪乘虚入侵；或脾肾两虚，寒湿内蕴，阻塞经络气血，流注经络关节、肌肉、脊柱而成本病。

（二）脾胃虚弱

脾胃虚弱，后天亏损，下不能补益肾精，上不能生金补肺，肾虚则督脉空虚，肺虚则卫气不固，风寒湿邪乘虚入侵督脉，发为本病。

（三）痰瘀阻滞

肾虚内寒，阳气不足，或脾虚失于运化，寒湿内蕴化为痰浊，滞留脊柱；阳气不足，则生内寒，寒主凝，则气血失于正常运行，血涩气滞，久必成瘀；风寒湿邪滞留脊柱关节，日久不除，致气血闭阻，久而成瘀。痰浊与瘀血胶滞，终成顽痹，《类证治裁》说："久痹，必有湿痰败血瘀滞经络"，即是此意。

四、辨证与治疗

(一)寒湿痹阻

1.主症

腰骶、脊背酸楚疼痛,痛连项背,伴僵硬和沉重感,转侧不利,阴雨潮冷天加重,得温痛减,或伴双膝冷痛,或畏寒怕冷。舌质淡,苔薄白腻,脉沉迟。

2.治则

散风祛寒,除湿通络,温经益肾。

3.处方

天柱、大椎、命门、次髎、肾俞、华佗夹脊穴、后溪、昆仑。

4.操作法

针天柱向脊柱斜刺 1.0 寸左右,使针感向肩背传导,捻转泻法。大椎针尖略向上直刺 0.8 寸左右,使针感沿脊柱传导,捻转泻法。次髎直刺 1.5 寸左右,使针感向两髋部或下肢传导,针刺泻法。后溪、昆仑直刺泻法。命门、肾俞直刺补法。华佗夹脊穴每次选择 3～4 对,略向脊柱直刺,直达骨部,使针感沿脊柱或向两肋传导。大艾炷隔姜灸大椎、命门、肾俞、次髎,每穴不少于 9 壮;或用艾条灸,每穴 5 分钟。

5.方义

该病之本在肾虚,故针补命门、肾俞,并灸,以温补肾阳,抗御寒邪。取大椎、次髎、华佗夹脊穴以温通督脉和诸经脉,祛邪止痛。天柱、后溪、昆仑同属太阳经,太阳经通达脊柱和督脉,三穴功专祛邪通经止痛,对感受风寒湿邪引起的项背痛、腰骶痛、脊柱痛有良好的效果。

(二)脾胃虚弱

1.主症

腰骶、脊背、髋部酸痛,僵硬、重着,乏力,活动不利,或伴膝、踝等关节肿痛,脘腹胀满,胸痛胸闷,舌苔白腻,脉沉弱。

2.治则

健脾益气,祛邪通络。

3.处方

天柱、大椎、命门、华佗夹脊穴、中脘、神阙、关元、足三里。

4.操作法

天柱、大椎、命门、华佗夹脊穴均用龙虎交战手法,并使针感沿督脉传导或向腹部传导。中脘、关元、足三里针刺补法并灸。神阙用艾条或大艾炷隔姜重灸法。

5.方义

《素问·骨空论》说"督脉生病治督脉,治在骨上,甚者在脐下营"。这就是说督脉病可治在督脉,也可治在任脉,如耻骨上的中极、关元,脐中神阙,脐下气海、关元。大艾炷重灸神阙、关元,或用艾条灸,不少于10分钟。任脉通于督脉,并内联脊里,从任脉治疗督脉病,是针灸治疗中的重要方法,即"阳病治阴"。中脘、气海、关元、神阙有益胃健脾、补肾强脊的作用,内可补脾胃,强肝肾,增强人体的免疫功能,外可疏通督脉祛除邪浊。因为足太阴经"挟脊",足少阴经"贯脊",足太阴经筋"内者著于脊",足少阴之筋"循脊里",足阳明之筋"上循胁属脊"。所以,胃脾肾与任脉、督脉、脊柱有着紧密的联系,增强脏腑的功能,即可补督脉之虚,加强脊柱和督脉的功能,加强督脉祛除邪浊,加快脊柱病变的愈合。

(三)瘀血阻络

1.主症

腰背疼痛剧烈,固定不移,转侧不能,夜间尤甚,有时需下床活动后才能重新入睡,晨起肢体僵硬肿胀。或有关节屈曲变形,脊柱两侧有压痛、结节、条索,舌质黯或有瘀斑,苔薄白,脉弦涩。

2.治则

活血祛瘀,通络止痛。

3.处方

天柱、大椎、筋缩、华佗夹脊(阿是穴)、次髎、膈俞、委中、三阴交、丰隆。

4.操作法

天柱、大椎、筋缩、次髎用龙虎交战手法,使针感沿脊柱传导。针次髎使针感向两髋骨或下肢传导。阿是穴、膈俞、次髎、委中点刺出血,并拔火罐,以增加其出血量。三阴交用捻转补法,丰隆平补平泻法。

5.方义

《素问·针解》说:"菀陈则除之者,出恶血液也"。故瘀血闭阻经络,必刺血脉清除瘀血,以疏通经络;结节者,瘀血结聚也,也必活血化瘀,方可疏通经脉,正如《灵枢·经脉》说:"刺诸络脉者,必刺其结上甚血者"。膈俞是血之会穴,委中是血之郄穴,阿是穴是瘀血与痰浊结聚之处,次髎祛湿通络,诸穴均有活血化瘀除痰通络的作用,出血后加以拔罐,可加强其通经祛邪的力量。三阴交、丰隆意在健脾化痰,调血柔筋,分解痰瘀血互结,有利于疏通经络。

第五节　类风湿关节炎

一、概述

类风湿关节炎是一种以关节病变为主，以多个关节肿胀、疼痛反复发作，病程缓慢，逐渐引起关节畸形的全身性自身免疫性疾病。

关节性类风湿病的主要病变是从关节滑膜开始的，形成滑膜炎以后炎性肉芽组织逐渐侵犯关节软骨、软骨下组织、关节囊、韧带和肌腱，使关节挛缩，造成关节脱位畸形，肌肉萎缩，关节功能进一步丧失。不仅如此，还常常累及其他器官和组织，如皮肤、心脏、血管及神经等。

主要临床表现为对称性反复发作性关节炎，手足小关节最易受累。早期或急性发病期，关节多呈红、肿、热、痛和活动障碍；晚期可导致关节骨质破坏、强直和畸形，并有骨和骨骼肌萎缩。在整个病程中，可伴有发热、贫血、体重减轻、血管炎和皮下结节等病变，也可累及全身多个器官。

本病为常见病、多发病。好发年龄为 20～45 岁。女性发病率高于男性，男女比例约为 1∶3。目前对本病的发病原因尚不十分清楚。

类风湿关节炎属于中医学"痹证"范畴。根据该病的临床表现，本病可属于古代医籍中的周痹、历节、历节风、白虎病及白虎历节的范畴。近代，焦树德老中医把痹证中久治不愈、关节肿大、僵硬、畸形，骨质改变，筋缩肉蜷，肢体不能屈伸等症状者，统称之谓"尪痹"。

二、诊断要点

（1）多发生于青壮年，发病年龄在 20 岁左右，高峰在 35～45 岁，以女性为多。

（2）多数起病隐匿，发病缓慢而渐进，病变发展与缓解交替出现，但常有急性发作，病程可长达数年乃至数十年。

（3）晨僵是类风关节炎的重要诊断依据之一。晨僵首先发生在手关节，僵硬不适，不能握拳，其后随着病情进展，可出现全身关节的僵直感，可持续30分钟左右，持续时间长短与病情程度成正比。

（4）疼痛：对称性游走性关节疼痛，受累关节为指、腕、趾及踝等小关节。随着病情进展,相继累及肘、肩、膝及髋等关节。

(5)局部症状:关节疼痛、肿胀、功能受限,有明显的关节僵硬现象。

(6)活动障碍:早期可因疼痛肿胀而出现活动受限,病情继续发展,关节纤维增生及骨性融合,使关节活动完全丧失。

(7)局部体征:①早期受累关节红、肿、热、痛,功能障碍,压痛,活动时疼痛加重。②受累关节主动活动和被动活动均受限。③受累关节呈对称性发病。④病变累及手足肌腱和腱鞘,早期肌肉可出现保护性痉挛,以后发生肌肉萎缩,造成关节畸形,或加剧关节畸形。⑤关节囊和关节韧带松弛和继发挛缩,造成关节的病理性半脱位和完全性脱位;关节软骨和软骨下骨质的破坏,发生关节骨性强直和畸形。

(8)辅助检查。①实验室检查:血红蛋白减少,白细胞计数正常或降低,淋巴细胞计数增加;病变活动期血沉增快,久病者可正常。类风湿因子实验阳性占70%~80%。滑液较浑浊,黏稠度降低,黏蛋白凝固力差,滑液糖含量降低。②X线检查:早期,骨质疏松,骨皮质密度降低,正常骨小梁排列消失,关节肿胀;中期,关节间隙轻度狭窄,骨质疏松,个别局限性软骨侵蚀破坏,继而关节间隙明显狭窄,骨质广泛疏松,多处软骨侵蚀破坏,关节变形;晚期,关节严重破坏,关节间隙消失,关节融合,呈骨性强直,或出现病理性脱位或各种畸形。

三、病因病机

痹证的发生与体质因素、气候条件、生活环境及饮食习惯有密切关系,正虚卫外不固是痹症发生的内在基础,感受外邪是痹证发生的外在条件,邪气痹阻经脉为其病机的根本。病变多累及肢体筋骨、肌肉、关节,甚者影响内脏。

(一)感受风、寒、湿、热之邪

风为阳邪,性疏散,可穿发腠理,具有较强的穿透力,寒邪借此力内犯,风邪又借寒邪凝结之性,使邪附病位,成为伤人致病之基础。湿邪借风邪的疏泄之力,寒邪的收引之性,风寒又借湿邪黏着、胶固之性,造成经络壅塞,气血运行不畅,故筋脉失养,绌急而痛。

风、寒、湿、热之邪虽常相杂为害,但在发病过程中却常以某种邪气为主,如风邪偏胜者为行痹,寒邪偏盛者为痛痹,湿邪偏胜者为着痹,热邪偏重者为热痹。在临床表现上也各有不同的症状和体征。热痹的发生,或因素体阳盛,感受外邪后易从热化;或因风寒湿痹郁久化热,热邪与气血相搏而见关节红、肿、疼痛、发热等。

(二)痰瘀阻滞

素体脾胃虚弱,运化不及,水湿内停,内湿招引外湿,两湿相合,凝聚为痰浊。又痰浊为阴邪,必伤营络之血,营血伤则为血瘀,痰瘀互结流注关节,经络痹阻,筋骨失荣,疼痛不已而成痼疾。

(三)气血亏损

劳逸过度,将息失宜,耗伤气血,外邪乘虚而入;或邪气久羁经脉,耗伤气血,内伤脾胃,气血生化不足,致气血亏损。气血虚弱祛邪乏力,致使邪气进一步稽留而成痼疾。

(四)肝肾亏损

素体虚弱,肝肾不足,邪气内及肝肾;或痹证日久,损及肝肾,肝主筋、肾主骨,邪滞于筋脉,则筋脉拘急、屈伸不利;邪浊深入骨骱,导致关节僵硬、变形,而成骨痹,是痹证发展的较深阶段,表现为骨节沉重、活动不利,关节变形等。

总之,本病的发生,系机体正气不足,卫外不固,或先天禀赋不足,外无御邪之能,内乏抗病之力,复因久住湿地、汗出当风、冒雨涉水,风、寒、湿、热之邪得以内侵于肌肉、筋骨、关节之间,致使邪气留恋,或壅滞于经,或郁塞于络,气血凝滞,脉络痹阻。虽邪气不同,病机、证候各异,然风、寒、湿、热之邪伤人往往相互为虐而病。

四、治疗方法

(一)辨证与治疗

1.风寒湿痹

(1)主症:肢体关节、肌肉疼痛酸楚,肿胀,局部畏寒,遇寒加重,得温痛减,形寒怕冷,口淡不渴。舌质淡有齿痕,舌苔白腻,脉紧。

(2)治则:散风祛寒,除湿通络。

(3)处方。

全身取穴:大椎、气海、足三里。

局部取穴。①肩关节:肩髃、肩髎、臑俞、曲池、外关、后溪。②肘关节:曲池、尺泽、天井、外关、合谷。③腕关节:阳溪、阳池、阳谷、腕骨、合谷。④掌指关节:八邪、三间、后溪、外关、曲池。⑤髋关节:环跳、秩边、居髎、阳陵泉。⑥膝关节:梁丘、鹤顶、膝眼、阳陵泉、阴陵泉。⑦踝关节:昆仑、丘墟、解溪、商丘、太溪。⑧跖趾关节:八风、内庭、太冲、解溪、商丘、丘墟。⑨行痹:风气胜者为行痹,关节疼痛游走不定,痛无定处,治疗时加风池、风门、风市、膈俞、三阴交。⑩痛痹:寒气胜者为痛痹,肢体关节紧痛,痛势较剧,痛有定处,得热痛减,遇寒加重,治疗时加命门、神阙,重用灸法。⑪着痹:湿气胜者为着痹,肢体关节肿胀疼痛,重着不移,阴雨天加重,治疗时加中脘、阴陵泉、太白等。以上诸穴根据疼痛的部位,体质情况,每次选择 6～10 个穴位,轮换使用。

(4)操作法:足三里、气海用补法,余穴均用泻法。大椎、气海、足三里和疼痛的部位加用灸法。

(5)方义:阳气虚弱,卫外不固,风寒湿邪乘虚而入,发为风寒湿痹,故取气海、足三里温补之,以温阳益气,卫外固表。大椎乃手足三阳与督脉之交会穴,既能祛散外邪,又能调和诸阳经之气机,佐以艾灸,调节卫气并温经祛寒。关节局部及其周围的穴位,均有疏通经络气血、祛风除湿、散寒止痛的功效。风邪胜者加风池、风门、风市以祛风通络,加膈俞、三阴交以养血息风;寒邪胜者加命门、神阙以壮元阳益元气,温经祛寒;湿邪胜者加中脘、阴陵泉、太白调补脾胃,通利湿浊。

2.风热湿痹

(1)主症:肢体关节疼痛,痛处焮红灼热,肿胀疼痛剧烈,得冷稍舒,筋脉拘急,日轻夜重。患者多兼有发热、口渴、心烦、喜冷恶热,烦闷不安等症状。舌质红,舌苔黄燥少津,脉滑数。

(2)治则:清热除湿,祛风通络。

(3)处方。①全身治疗:大椎、曲池、风池。②局部治疗:用于疼痛的关节,选取穴位同风寒湿痹。

(4)操作法:先针大椎、风池、曲池,针刺泻法,并于大椎拔火罐。然后针刺病变部位的穴位,捻转泻法,并在红肿的部位施以刺络拔罐法。

(5)方义:风热湿痹是由于风热湿毒邪气乘体虚侵入人体;或由于风寒湿邪痹阻经脉,日久化热;或由于素体阳盛,感受外邪后从阳而化,故取风池、大椎、曲池清热散风,除湿通络。病变关节部位的穴位,佐以刺络拔罐,可清泻病变部位的风热湿邪,并能活血通络,疏经止痛。

3.痰瘀痹阻

(1)主症:痹证日久不愈,日益加重,关节疼痛固定不移,关节呈梭形肿胀,或为鹤膝状,屈伸不利,周围肌肉僵硬,压之痛甚,皮下可触及硬结,面色晦滞,舌黯红,舌苔厚腻,脉细涩。

(2)治则:化痰祛湿,祛瘀通络。

(3)处方。①全身治疗:膈俞、合谷、血海、丰隆、太白、太冲。②局部治疗:取穴同风寒湿痹。

(4)操作法:膈俞、合谷、血海、丰隆、太冲针刺泻法,术后可在膈俞、血海施以刺络拔罐法,太白行龙虎交战手法。关节局部的穴位,针刺捻转泻法,并深刺直至筋骨。若指关节呈梭形肿胀,可在关节的屈侧横纹处,如四缝穴等处,用三棱针点刺出血,或点刺放出液体。

(5)方义:痹证日久不愈,导致痰瘀互结,痹阻经络,流注关节,故泻膈俞、血海以活血化瘀;泻合谷、太冲以行气化瘀,通经止痛;泻丰隆以化痰通络;取太白行龙虎交战手法,补泻兼施,健脾利湿,化痰通络,本《难经·六十八难》"俞主体重节痛"之意。关节肿痛者宗"菀陈则除之"之法,予以刺络出血法。

4.气血亏损证

(1)主症:病程日久,耗伤气血,筋骨失养,四肢乏力,关节肿胀,酸沉疼痛,麻木尤甚,汗出畏寒,时见心悸,纳呆,颜面微青而白,形体虚弱,舌质淡红欠润滑,苔薄白,脉沉无力或兼缓。

(2)治法:益气养血,活络舒筋。

(3)处方。①全身治疗:心俞、脾俞、气海、足三里、三阴交、太溪。②关节局部治疗:同风寒湿痹。

(4)操作法:心俞、脾俞、气海、足三里、三阴交针刺补法,并可酌情施以灸法。病变关节部位的穴位采用龙虎交战手法,并可加灸法。

(5)方义:本证属于气血亏损经络痹阻证,故取心俞、脾俞、气海益气补血,取足三里、三阴交扶正祛邪,健运脾胃,补益气血生化之源。由于邪阻经脉流注关节,故于关节病变部位行龙虎交战手法,补泻兼施,扶正祛邪。

5.肝肾亏损证

(1)主症:肢体关节疼痛,屈伸不利,关节肿大、僵硬、变形,甚则肌肉萎缩,筋脉拘急,肘膝不能伸,或尻以代踵、脊以代头而成废人,舌质黯红,脉沉细。

(2)治则:补益肝肾,柔筋通络。

(3)处方。①全身治疗:筋缩、肝俞、肾俞、关元、神阙、太溪。②病变关节部位:同风寒湿痹。

(4)操作法:筋缩、肝俞、肾俞、关元、神阙、太溪针刺补法,并可加用灸法。病变关节部位的穴位针刺采用龙虎交战手法,并可加灸法。

(5)方义:病程日久,诸邪久居不越,与痰浊瘀血凝聚,痹阻经络,侵蚀筋骨,内客脏腑,伤及肝肾,筋骨受损严重,病呈胶痼顽疾。治取肝的背俞穴肝俞、肾的背俞穴肾俞及肾的原穴太溪,补益肝肾,濡养筋骨;关元内藏元阴元阳,补之可回阳救逆,补益精血,濡养筋骨;神阙是元神的门户,灸之可回阳固脱,温经通脉。在病变关节部位,邪气与痰浊瘀血互结,故采用补泻兼施的方法,泻其邪浊,补其气血,扶正以祛邪。

(二)灸法

灸法对本病的治疗有一定的效果,常用的方法有以下几种。

1.温针灸法

(1)常用穴位:曲池、外关、八邪、足三里、阳陵泉、解溪、八风、关元、肾俞。

(2)方法:每次选用2～3穴,针刺得气后,行温针灸法。选取太乙艾灸药条,剪成1.5～2.0 cm长,在其中心打洞,插在针柄上,然后在其下端点燃,每穴灸2～3壮。每周2～3次,连续治疗不少于3个月。

2.隔姜灸法

(1)常用穴位:大椎、命门、肾俞、神阙、气海、足三里、手三里、阿是穴。

(2)方法:每次选取2～3穴,切取姜片0.2 cm厚,置穴位上,用大艾炷灸之,每穴灸5～7壮。每周2～3次,10次为1个疗程。

3.长蛇灸法

方法:患者俯卧,先在大椎至腰俞之间常规消毒,取紫皮蒜适量,去皮捣成泥状,平铺在大椎至腰俞之间,约2.5 cm宽,周围以纸封固,防止蒜汁外流。然后中等大艾炷分别放在大椎、身柱、筋缩、脊中、命门、腰俞等穴灸之,每穴灸3～5壮。每次除大椎、腰俞外,再选取1～2穴。灸后如局部穴位皮肤起水泡,可用无菌三棱针挑破引流,然后辅以消毒药膏,并覆一消毒纱布。每周治疗2～3次,10次为1个疗程,每两个疗程间隔7天。

第六节　肩关节周围炎

肩关节周围炎,简称肩周炎,是肩关节周围肌肉、肌腱、滑液囊及关节囊的慢性非特异性炎症。中医认为本病多因肩部裸露感受风邪所致,故又称"漏肩风";因发病年龄以50岁左右者较多,故又称"五十肩";因本病以肩关节内、外粘连、关节僵硬、疼痛和功能活动受限为其临床特征,故又称作"肩凝症"。

肩关节的活动主要依靠肩关节周围肌肉、肌腱和韧带维持其稳定性。青年人的正常肌腱十分坚强有力,但由于肌腱本身的血液供应较差,随着年龄的增长,常有退行性改变,在此基础上加之肩部受到轻微的外伤,积累性劳损,遇风寒邪气侵袭等因素的作用后,如未能及时治疗或功能锻炼,肩部活动减少,就会导致肩关节粘连形成本病。

颈椎病也是引起肩关节周围炎的原因之一。颈椎椎间孔的改变,压迫脊神经,造成肩部软组织神经营养障碍,形成肩痛,活动受限而成本病。

此外,心、肺、胆管疾病发生的肩部牵涉痛,因原发病长期不愈,使肩部肌肉持续性痉挛,肩关节活动受限,亦可继发为肩关节周围炎。

中医认为本病的发生是老年体虚,气血虚损,筋失濡养,风寒湿外邪侵袭肩部,经脉拘急所致。气血虚损,血不荣筋为内因,风寒湿邪侵袭为外因。

一、诊断要点

(一)发病年龄

患者多在 50 岁左右,女性多于男性,常伴有风寒湿邪侵袭史或外伤史。起病缓慢,病程长是其特点。

(二)疼痛

疼痛是早期的主要症状,可为钝痛、刺痛、刀割样痛。遇寒受凉或夜间疼痛加重,甚至疼醒。疼痛也可放射到颈部、肩胛部、肘部和手。严重者不敢翻身,患肢在抬举、摸背、穿衣、梳头等活动时困难。

(三)肩关节周围广泛压痛

在肩关节周围可触及多处压痛点,以肩髃(肱骨小结节)、肩髎(肱骨大结节)、肩内陵(喙突)、肩贞(盂下结节)、臂臑(三角肌粗隆)等处最明显,且常可触及结节或条索状阳性反应物。

(四)肩关节功能活动广泛受限

其中以外展、内收搭肩、高举及后伸最明显。

(五)肩部僵硬

僵硬是后期的主要症状,常伴有肩关节周围肌肉萎缩,周围软组织广泛粘连,功能严重障碍,出现典型的"扛肩"现象。

(六)X 线和化验检查

一般无异常发现。

二、病因病机

肩关节是经脉和经筋经过会聚的部位,分布有手三阳经及其经筋、足少阳经、阳跷脉、阳维脉,以及手三阴经,所以肩关节是上肢经络气血运行的关键部位,又是上肢运动的枢纽。人至五十肾精亏损,肾气衰弱,推动和调控脏腑的功能减弱,在脏腑中,心主血,肝藏血,脾统血,脾与胃为气血生化之源,肺主气,朝百脉输送气血,脏腑虚弱则气血亏损,难以抗御外邪,易感受外邪为患。正如《灵枢·经脉》云"大肠手阳明之脉,所生病者……肩前臑痛""小肠手太阳之脉,是动则病……肩似拔";肺手太阴之脉"气虚则肩背痛寒,少气不足以息";又《灵枢·经筋》"足太阳之筋,其病……肩不举""手太阳之筋,其病绕肩胛引颈后痛""手阳明之筋,其病……肩不举"。总之,肾气虚弱,气血亏损,卫外乏力,肩部经脉易感受外邪导致经络气血闭阻,引起疼痛。另外,肩关节是上肢运动的枢纽,易发生运动性损伤,导致肩关节疼痛。

(一)风寒湿邪侵袭经脉

风为阳邪,向上向外,具有较强的穿透力,易于开发腠理,寒、湿邪气可乘机内犯肩部经脉;寒主凝滞,风邪又借寒邪凝滞附着于肩部肌肉关节;湿邪黏着胶固,又借助寒邪之凝固,停滞肩部,导致经络气血闭阻不通,不通则痛,发为肩痛。

(二)瘀血阻滞经脉

跌打损伤,或肩关节活动过度扭伤筋脉,或久痛入络,瘀血停滞,使经络气血闭阻发为肩痛。

(三)筋肉失养

年老气血虚弱,或肩痛久治不愈,经络气血闭阻日久,经筋失养,肌肉挛缩,肩关节活动艰难。

三、辨证与治疗

(一)病因辨证与治疗

1.风寒湿邪侵袭经脉

(1)主症:肩部疼痛,日轻夜重,局部畏寒,得热痛减,遇寒疼痛加重,肩关节活动明显受限,活动时疼痛加重。舌苔薄白,脉弦紧。

(2)治则:疏散邪气,温经止痛。

(3)处方:天柱、大椎、肩髃、肩前、臑俞、曲池、外关、合谷、后溪。

(4)操作法:以上诸穴均采用泻法。天柱用1寸毫针,针尖刺向脊柱,使针感向患侧的肩部传导。针刺大椎时针尖稍微偏向患侧,同时用拇指按压健侧,使针感向患侧的肩部传导。针肩髃透向肩髎,针肩前透向臑俞,针臑俞透向肩前。曲池用1.5寸长的毫针,直刺1寸左右,行龙虎交战手法。余穴用1寸毫针直刺泻法。留针20~30分钟。起针后,在肩髃、肩前、臑俞穴处拔火罐,起火罐后,艾灸大椎、肩髃、肩前。

(5)方义:本证是由于风寒湿邪侵袭肩部经脉,导致肩部经脉气血痹阻,经气不通所致,手三阳经及其经筋,以及阳维脉、阳跷脉分布在肩部,故治疗以三阳经穴为主。肩髃、臑俞、肩前属于局部取穴,统称"肩三针",针刺泻法并加艾灸,可祛风散寒、化湿通络,对缓解肩关节疼痛有较好的效果。《甲乙经》云肩髃乃"手阳明、阳跷脉之会",臑俞乃"手太阳、阳维、跷脉之会",主治"指臂痛""肩痛不可举臂"。阳维脉维系、调控诸阳经脉,年逾五十卫气虚弱,外邪乘虚而入发为肩臂痛。阳跷脉,跷者捷也,司人体之动静与运动,跷脉病则运动障碍。故肩髃、臑会既可祛外邪以疏通经络,又可疏通经络促进运动。临床研究证明电针肩髃穴治疗肩周炎的疗效明显优于药物。外关是手少阳经与阳维脉的交会穴,与臑俞配合,可增强其卫外和祛邪的作用。曲池是手阳明经的合穴,为气血汇聚之地,阳明多气多血,其性走而不守,长于通经活络;合谷是阳明经的原穴,与手太阴经相表里,主升主散,功善行气止痛、通经逐邪,是治疗上肢疼痛的主穴。后溪是手太阳经的输穴,五行属木,主风主肝,功在散风化湿,缓筋止痉,《难经》云"俞主体重节痛"是也。以上诸穴配合,局部与远端相结合,治疗症状与病因相结合,如此,邪气得以祛除,经络疏通,气血调和,疼痛可止。

2.瘀血阻滞经脉

(1)主症:肩部肿痛,疼痛拒按,夜间加重,肩关节活动受限,外展、内收、高举、后伸困难,舌质黯或有瘀斑,脉弦或细涩。

(2)治则:活血化瘀,通经止痛。

(3)处方:膈俞、肩髃、肩髎、阿是穴、曲池、条山穴。

(4)操作法:先在膈俞、阿是穴刺络拔罐,然后直刺肩髃、肩髎、曲池,针刺泻法,并可在肩髃、肩髎相互透刺,或者用合谷刺法。条山穴,即条口穴和承山穴。针刺时用3寸毫针从条口直刺透向承山,捻转泻法,留针30分钟,留针期间每5分钟捻转1次。起针时,先起上肢诸穴位的毫针,然后再捻转条山针,且在捻转针的同时,令患者不停地活动肩关节,直至活动的最大范围为止。

(5)方义:本证是由于跌打损伤、用力不当扭伤筋肉,或疼痛日久不愈,瘀血停滞经脉,治遵《灵枢·经脉》"菀陈则除之"的原则,故先于膈俞、阿是穴刺络拔罐,祛瘀通络。膈俞为血之会穴,主治血分疾病,善于活血化瘀,患瘀血证时穴位处常有压痛、条索或结节。研究证明,膈俞能改善微循环障碍,缓解血管痉挛,促进血液循环,促进血流加速,改善组织的缺血缺氧状态,因而对瘀血证起到活血化瘀的作用。肩髃、肩髎属于局部取穴。曲池是手阳明经的合穴,其性走而不守,具有较强的疏经通络作用,与肩髃、肩髎配合是治疗上肢病痛的主穴。条口透承山是治疗肩周病的经验穴位。条口属于阳明经,阳明经多气多血,针之功于通行气血,调理经脉;承山属于足太阳经,太阳经多血少气,性能主开,功善通经祛邪,所以条口透承山既可疏通经络活血止痛,又可祛邪通经止痛;临床研究证明电针条口穴治疗肩周炎有明显的止痛作用,近、远期均有明显疗效。

3.筋肉失养

(1)主症:肩痛日久不愈,疼痛减轻,活动艰难,举臂不及头,后旋不及背,肩部肌肉萎缩,局部畏寒喜暖。舌淡红,脉沉细。

(2)治则:补益气血,养筋通脉。

(3)处方:大杼、巨髎、肩井、肩髃、肩髎、肩贞、天宗、肺俞、心俞、肩内陵、臂臑、曲池、曲泽、外关、合谷、足三里。

(4)治疗方法:以上诸穴均采用浅刺补法,结合龙虎交战手法,留针不少于30分钟,并在肩髃、肩髎、肩内陵、肩贞等穴施以灸法。

(5)方义:本证属于虚证,宗《灵枢·经脉》"虚则补之""寒则留之""陷下则灸之"和《灵枢·官能》"针所不为,灸之所宜"的治疗原则,采用浅刺补法,并结合龙虎交战手法,补中有泻,补益气血濡养筋骨,兼疏通经脉疏解粘连。

(二)经络辨证与治疗

1.太阴经病证

(1)主症:肩痛位于肩的内侧胸的外侧,正当肩胸交界处,在奇穴肩内陵处有压痛,当上肢后伸时疼痛加重,并连及上臂部手太阴经。

(2)治则:疏通太阴经脉。

(3)处方:尺泽、阴陵泉。

(4)治疗方法:先取健侧阴陵泉,用3寸毫针向阳陵泉透刺,行捻转泻法,在行针的同时,令患者活动肩关节。疼痛缓解后,留针20分钟,每隔5分钟,行针1次。若疼痛缓解不明显,可再针健侧尺泽穴。

2.阳明经病证

(1)主症:肩痛位于肩峰正中,在肩髃穴处有压痛,当上肢高举时疼痛加重,疼痛并沿阳明经走窜。

（2）治则:疏通阳明经脉。

（3）处方:足三里、曲池。

（4）治疗方法:先取健侧的足三里,用3寸毫针直刺2～2.5寸,使针感沿经传导,在行针的同时,令患者活动肩关节,留针20分钟,在留针期间,每隔5分钟行针1次。若疼痛缓解不明显,再直刺健侧曲池穴,行针的同时活动肩关节。

3.少阳经证

（1）主症:肩痛位于肩峰偏后,在肩髎穴处有压痛,当上肢外展时疼痛加重,并连及上臂部。

（2）治则:疏通少阳经脉。

（3）处方:阳陵泉、天井。

（4）治疗方法:取健侧阳陵泉,用3寸毫针向阴陵泉透刺,使针感沿经传导,并嘱患者活动肩关节。留针20分钟,在留针期间每隔5分钟行针1次。若肩痛好转不明显,再针刺天井穴。

4.太阳经证

（1）主症:肩痛位于肩关节的后部,在臑俞、天宗穴处有压痛,患肢搭对侧肩关节时,疼痛加重,或上肢旋前时疼痛明显。

（2）治则:疏通太阳经脉。

（3）处方:条口、后溪。

（4）治疗方法:先取健侧条口穴,用3寸毫针直刺透向承山穴,在承山穴处有明显针感,并令患者活动患侧将关节。留针20分钟,留针期间,每5分钟行针1次。若肩痛缓解不明显,再针刺后溪穴。

（三）特殊方法(同经相应取穴法)

1.主穴

依据压痛点决定针刺的经络和穴位,属于同经相应取穴法,如肩峰正中痛,位于肩髃穴处,治取对侧下肢的髀关穴;肩痛位于肩关节的肩髎穴,治取对侧的环跳穴;肩痛位于肩关节的后部的臑俞处,治取对侧下肢的秩边穴;肩痛位于肩关节的前面的肩前穴处,治取对侧下肢腹股沟区域足太阴经的相应穴位。

2.治疗方法

用1.5寸毫针直刺1寸左右,得气后用龙虎交战手法,在行针的同时令患者活动肩关节,留针30分钟,在留针期间每隔5分钟行针1次。

第七节　股骨大转子滑囊炎

股骨大转子滑囊炎是髋关节周围滑囊炎中的一种，是指髋关节周围滑囊的水肿、积液及无菌性炎症。

髋关节结构稳定，一般伤筋的机会较少，但小儿急性髋关节滑囊炎临床并不少见。

髋部周围有很多滑囊，且多与关节腔相通，比较重要的有 3 个：股骨大转子滑囊（大粗隆滑囊）、坐骨结节滑囊、髂腰肌滑囊。

中医学认为本病多因髋关节部的软组织受到持久或反复多次而连续的摩擦、扭转，使筋肉的负荷超过了生理限度，损伤经筋，气血凝滞，痰湿蕴结，导致本病。

一、诊断要点

大转子滑囊位于臀大肌与股骨大转子之间，是多房性的滑囊。由于臀大肌与股骨在大转子部，长期持续地互相摩擦而引起滑囊炎。

（1）髋部外侧疼痛，尤以患侧卧、跑跳或走路多时明显，跛行。

（2）患肢常处于屈曲、外展、外旋位，以使臀部肌肉放松，缓解疼痛。若使髋关节内旋，臀大肌紧张压迫滑囊，疼痛会加剧。

（3）大转子部位明显肿胀时，其后外侧凹陷消失，有压痛，严重时可有囊性感触及。

（4）被动内旋患肢可引起疼痛，髋关节屈伸活动不受限。

（5）X 线检查有时可见钙化斑。

二、病因病理

急性创伤、明显劳损或感染、类风湿病变等均可导致滑囊的水肿、渗出、肿胀而出现无菌性炎症。足少阳经经髀厌中，足少阳经筋"上走髀，前者结于伏兔之上，后结于尻。"所以髋骨大转子滑囊炎应属于足少阳经病证。

（一）瘀血阻滞

因股骨大转子滑囊位置浅，而且位于臀大肌与大转子之间，所以髋关节的过度活动、轻度的直接或间接外伤即可伤及经脉，使血溢脉外，导致外伤性臀大肌转子滑囊损伤性炎症。

(二)痰瘀阻滞

瘀血长久痹阻,或劳伤筋脉,血行瘀滞,经气不通,湿浊留滞化为痰浊,导致滑囊肥厚肿胀。

三、辨证与治疗

(一)瘀血阻滞

1.主症

有明显的外伤史,局部肿胀疼痛,可有瘀斑,疼痛拒按,触之有波动感,髋关节活动受限。舌黯红或瘀斑,脉弦。

2.治则

活血散瘀,通经止痛。

3.处方

环跳、居髎、阿是穴、阳陵泉、足窍阴。

4.操作法

用三棱针在足窍阴点刺出血,用 0.30 mm×60 mm(5 寸)毫针在阿是穴中心直刺 1 针,在其上下左右各斜刺 1 针,针尖达囊肿的中心,行捻转泻法,起针后再行刺络拔罐。其余诸穴均用捻转泻法。

5.方义

病变位于足少阳经,故治疗以足少阳经穴为主,疏通少阳经气,通络止痛。本病由外伤引起,外伤经脉,血溢脉外,瘀血阻滞,发为肿痛。阿是穴是瘀血汇聚之处,局部围刺加刺络拔罐祛除恶血,通络止痛。刺井穴出血,可清除弥散在经络中的瘀血,可增强通络止痛的作用。

(二)痰瘀阻滞

1.主症

病变日久,反复发作,大转子部肿胀压痛,每因劳累加重。舌质胖淡,舌苔白腻,脉沉细。

2.治则

化痰祛瘀,疏通经络。

3.处方

居髎、环跳、阿是穴、阳陵泉、脾俞、胃俞、次髎。

4.操作法

居髎、环跳、阳陵泉均直刺,并有触电感传导。阿是穴刺法同上,脾俞、胃俞向脊柱斜刺并使针感到达脊柱骨,平补平泻法。次髎直刺,平补平泻法。

5.方义

本证多属于慢性,由于急性外伤长久不愈转为慢性;或由于瘀血长久痹阻经络,津液瘀滞化为痰浊,痰瘀互结,而成痼疾。病变位于足少阳经,病因源于痰瘀互结,故治疗取足少阳经穴居髎、环跳、阳陵泉疏通少阳经气,调理气血以止痛;阳陵泉配五行属于土,又有调脾胃化痰浊的功效。取阿是穴围刺加隔姜灸,以温散痰瘀之结节。次髎可清除下焦之湿浊。脾俞、胃俞补益脾胃,运化痰浊。诸穴相配,可达化痰祛瘀、疏通经络的作用。

(三)同经相应取穴法

本病的病变部位在髋关节,属于足少阳经,邻近环跳穴位处,与其相对应的是肩关节手少阳经肩髎穴。故本病可取手少阳经的肩髎治疗,对于急性发作者有良好效果。

第八节　踝关节扭伤

踝关节周围韧带主要有内侧副韧带、外侧副韧带和下胫腓韧带。内侧副韧带为三角韧带,从内踝尖开始向下呈扇形展开,附着于距骨、跟骨和足舟骨,坚韧不易损伤。外侧副韧带不如三角韧带坚韧,起自外踝,分为三个独立的韧带,止于距骨前外侧的为距腓前韧带,止于跟骨外侧的为跟腓韧带,止于距骨后外侧的为距腓后韧带。下胫腓韧带又称胫腓联合韧带,是保持踝关节稳定的重要韧带。

踝关节扭伤为临床常见病,可发生于任何年龄,青壮年活动量较大,发病较多。本病占全身关节扭伤的 80% 以上。临床上一般分为内翻扭伤和外翻扭伤两大类,内翻性扭伤多见。

一、诊断要点

(1)有明显的踝关节扭伤史。

(2)伤后踝部明显疼痛,不能着地,活动功能障碍。损伤轻者仅局部肿胀;损伤严重者整个踝关节均可肿胀,并有明显的皮下瘀斑,伤处有明显压痛,跛行步态,活动时疼痛加重。

(3)外踝扭伤时,将踝关节内翻时外踝疼痛加剧,外踝前下方有明显压痛。内踝扭伤时内踝前下方有明显压痛,被动外翻踝关节则内踝前下方剧痛。

(4)X线检查可排除内外踝的撕脱性骨折。

二、病因病机

踝关节扭伤多因在不平的路面行走、跑步、跳跃,或下楼梯、下坡时,踝跖屈位突然向内或向外翻转,外侧或内侧副韧带受到强大的张力作用所致。损伤轻者韧带挫伤或部分撕裂,重者韧带完全断裂或伴踝部骨折。足部活动失当,扭伤经筋及血脉,血溢脉外,瘀血阻滞,发为肿痛。

三、辨证与治疗

(一)经络辨证法

1.主症

扭伤之后,踝关节肿痛,或在外踝下方,或在内踝下方,局部有瘀斑,有明显压痛,走路跛行。舌质黯,脉弦。

2.治则

活血祛瘀,消肿止痛。

3.处方

(1)外踝扭伤:阳陵泉、丘墟、申脉、阿是穴、足临泣、至阴。

(2)内踝扭伤:三阴交、照海、商丘、然谷、阿是穴、隐白。

4.操作法

足临泣、至阴、隐白用三棱针点刺出血,阿是穴用皮肤针叩刺出血,或用毫针点刺出血。其余诸穴均用捻转泻法。

5.方义

本病外踝扭伤病在足太阳、少阳经,治取二经穴位为主,内踝扭伤病在足太阴经、少阴经,治疗取太阴、少阴经穴为主。诸穴针刺捻转泻法,有活血祛瘀、消肿止痛的作用。点刺出血或三棱针放血,乃破血祛瘀、消肿止痛的重通法。

(二)同经相应取穴法

1.主穴

(1)外踝扭伤:患侧至阴、足窍阴;健侧与病变部位相对应的穴位,如阳池、阳谷、腕骨等。

（2）内踝扭伤：患侧隐白、大敦；健侧与病变部位对应的穴位，如太渊、神门等。

2.操作法

先取患侧井穴用三棱针点刺出血，出血 5～7 滴，血的颜色由黯红转变为鲜红。然后浅刺健侧与病变位置相对应的穴位，行提插泻法，同时令患者活动患肢和足踝部。留针 30 分钟，留针期间，每 5 分钟行针 1 次。

第四章

骨科常见疾病的推拿治疗

第一节 落 枕

落枕又名"失枕",是以晨起时出现颈部酸胀、疼痛、活动不利为主症的颈部软组织损伤疾病。本病多见于青壮年,男多于女,冬春季发病率较高。轻者4～5天可自愈;重者疼痛剧烈,并向头部及上肢部放射,迁延数周不愈。

一、病因病理

本病多由睡眠时枕头过高、过低或过硬,以及躺卧姿势不良等因素,使头枕部长时间处于偏歪姿势,导致颈部一侧肌群受到过度伸展牵拉,在过度紧张状态下发生静力性损伤,临床上以一侧胸锁乳突肌、斜方肌及肩胛提肌痉挛多见。

中医认为,本病多因素体亏虚,气血不足,循行不畅,筋肉舒缩活动失调;或夜寐肩部外露,颈肩受风寒侵袭,致使气血凝滞,肌筋不舒,经络痹阻,僵凝疼痛而发病。《伤科汇纂·旋台骨》有"因挫闪及失枕而项强痛者"的记载;因此,颈部突然扭转闪挫损伤,或肩扛重物致局部筋肌扭伤、痉挛也是导致本病的原因之一。

二、诊断

(一)症状

(1)晨起后即感一侧颈部疼痛,颈项僵滞,头常歪向患侧,不能自由旋转,转头视物时往往身体连同转动。

(2)疼痛可向肩部、项背部放射。

(3)颈部活动受限,常受限于某个方位上,主动、被动活动均受牵掣,动则症状加重。

(二)体征

(1)颈部肌肉疼痛痉挛,触之呈条索状。

(2)压痛:在胸锁乳突肌处有肌张力增高感和压痛者,为胸锁乳突肌痉挛;在锁骨外 1/3 处(肩井穴)或肩胛骨内侧缘有肌紧张感和压痛者,为斜方肌痉挛;在上三个颈椎棘突旁和同侧肩胛骨内上角处有肌紧张感和压痛者,为肩胛提肌痉挛。

(3)活动障碍。轻者向某一方位转动障碍,严重时各方位活动均受限制。

(三)辅助检查

X 线片检查:一般颈椎骨质无明显变化,少数患者可有椎体前缘增生,颈椎生理弧度改变、序列不整、侧弯等。

三、治疗

(一)治疗原则

舒筋活血,温经通络,解痉止痛。

(二)手法

一指禅推法、滚法、按法、揉法、拿法、拔伸法、擦法等。

(三)取穴与部位

风池、风府、肩井、天宗、肩外俞等穴及受累部位。

(四)操作

1.舒筋活血

患者取坐位,术者立于其身后,用一指禅推法、按揉法沿督脉颈段、两侧颈夹脊穴上下往返操作 3～5 遍。沿两侧肩胛带、颈根部、颈夹脊线用滚法操作,时间 3～5 分钟。

2.疏通经络

用拇指或中指点按风池、风府、天宗、肩井、肩外俞等穴,每穴按压半分钟;用拿法提拿颈椎两侧软组织,以患侧为重点部位,并弹拨紧张的肌肉,使之逐渐放松。

3.解痉止痛

根据压痛点及肌痉挛部位,分别在痉挛肌肉的起止点及肌腹部用按揉法、抹法、弹拨法操作,时间 2～3 分钟。

4.拔伸摇颈

嘱患者自然放松颈项部肌肉,术者左手托起下颌,右手扶持后枕部,维持在颈略前屈、下颌内收姿势,双手同时用力向上牵拉拔伸片刻,再缓慢左右摇颈 10～15 次,以活动颈椎小关节。

5.整复错缝

对颈椎后关节有侧偏、压痛者,在其颈部微前屈的状态下,以一手拇指按于压痛点处,另一手托住其下颌部,做向患侧的旋转扳法,以整复后关节错缝。手法要稳而快,切忌暴力蛮劲,以防发生意外。在患部沿肌纤维方向做擦法、摩肩、拍打、叩击肩背部数次,结束治疗。

四、注意事项

(1)推拿治疗本病过程中,手法宜轻柔,切忌施用强刺激手法,防止发生意外。

(2)对症状持续 1 周以上不缓解,短期内有两次以上发作者,必须做 X 线检查,以明确诊断。

(3)注意颈项部的保暖,科学用枕。

五、功能锻炼

(1)患者应有意识地放松颈部肌肉,疼痛缓解后,积极进行颈部功能锻炼,可做颈部前屈后仰、左右侧弯、左右旋转等活动,各做3～5 次,每天1～2 次。

(2)坚持做颈部保健操。

六、疗效评定

(一)治愈

颈项部疼痛、酸胀消失,压痛点消失,颈部功能活动恢复正常。

(二)好转

颈项部疼痛减轻,颈部活动改善。

(三)未愈

症状无改善。

第二节 寰枢关节半脱位

寰枢关节半脱位又称为寰枢关节失稳,是指寰椎向前、向后脱位或寰齿两侧间隙不对称,导致上段颈神经、脊髓受压以致患者出现颈肩上肢疼痛,甚至四肢瘫痪、呼吸肌麻痹,严重时危及生命。

寰枢关节系一复合关节,由 3 个小关节组成。枢椎中部的齿突与寰椎前弓后方的关节面和横韧带组成寰枢正中关节。在寰椎外侧由两侧块的下关节面和枢椎上关节面组成寰枢外侧关节。寰枢关节的关节囊大而松弛,关节面较平坦,活动幅度较大,且寰枢椎之间无椎间盘组织,因此受到外力或在炎症刺激下容易发生寰枢关节半脱位。

一、病因病理

寰枢关节半脱位是临床常见病证,其发病原因主要有炎症、创伤和先天畸形。

(一)寰枢关节周围炎症

咽部与上呼吸道的感染、类风湿等可以使寰枢关节周围滑膜产生充血、水肿和渗出,引起韧带松弛而脱位;炎症又可使韧带形成皱襞而影响旋转后的复位,形成旋转交锁,造成关节半脱位。

(二)创伤

创伤可以直接造成横韧带和(或)翼状韧带发生撕裂,或引起滑囊、韧带的充血水肿,造成寰枢关节旋转不稳并脱位。寰椎骨折、枢椎齿突骨折可直接造成寰枢椎脱位。青少年可由于跳水时头部触及游泳池底,颈部过度屈曲,寰椎横韧带受到枢椎齿突向后的作用力引起寰枢关节前脱位。成年人多由于头颈部受到屈曲性外伤而引起不同程度的寰椎前脱位,也可表现为向侧方及旋转等方向移位,与外伤作用力方向有关。

(三)寰枢椎的先天变异和(或)横、翼状韧带的缺陷

发育对称的寰枢椎关节面,受力均衡,关节比较稳定,当寰枢椎关节面不对称(即倾斜度不等大、关节面不等长)时,关节面则受力不均衡,倾斜度大的一侧受力大,对侧小,使关节处于不稳定状态,易发生寰枢关节半脱位。

中医关于该病的论述,多记载于"筋痹""错缝"等病证中。中医认为患者素体气虚,筋肌松弛,节窍失固,或有颈部扭、闪、挫伤致脊窍错移,迁延不愈。脊之筋肌损伤,气血瘀聚不散则为肿为痛。筋肌拘挛,脊错嵌顿则活动受掣。

二、诊断

(一)症状

(1)有明显外伤史或局部炎症反应。其症状轻重与寰椎在枢椎上方向前、旋转及侧方等半脱位的程度有关。

(2)颈项部、头部、肩背部疼痛明显,活动时疼痛加剧,疼痛可向肩臂放射。

(3)以颈项肌痉挛、颈僵,头部旋转受限或呈强迫性体位为主要症状。

(4)当累及椎基底动脉时,可出现头晕、头痛、恶心、呕吐、耳鸣、视物模糊等椎基底动脉供血不足症状。

(5)当累及延髓时,则主要影响延髓外侧及前内侧,出现四肢运动麻痹、发音障碍及吞咽困难等症状。

(二)体征

(1)枢椎棘突向侧后方偏突,有明显压痛,被动活动则痛剧。

(2)如为单侧脱位,头偏向脱位侧,下颌转向对侧,患者多用手托持颌部。

(3)累及神经支配区域皮肤有痛觉过敏或迟钝。

(4)累及脊髓时则出现脊髓受压症状,上肢肌力减弱,握力减退,严重时腱反射亢进,霍夫曼征阳性;下肢肌张力增高,步态不稳,跟、膝腱反射亢进,巴宾斯基征阳性。

(5)位置及振动觉多减退。

(三)辅助检查

(1)X线片检查:颈椎张口正位,齿突中线与寰椎中心线不重叠,齿突与寰椎两侧块之间的间隙不对称或一侧关节间隙消失,齿突偏向一侧。

(2)CT检查:寰枢椎连续横断面扫描可显示寰枢椎旋转程度。矢状位和冠状位图像可显示寰枢外侧关节的序列,但大多数不能显示齿突与寰椎分离。

(3)肌电图和神经诱发电位检查:可评价神经功能受损害程度。

三、治疗

(一)治则

舒筋活血,松解紧张甚至痉挛的颈枕肌群;整复失稳的寰枢关节,纠正导致寰枢关节发生异常位移的因素,扩大椎管的有效容积,改善椎管内外的高应力状态,减少或消除椎动脉或脊髓的机械性压迫和刺激。采用松解类手法与整复手法并重,以颈项部操作为主的原则。

(二)手法

一指禅推法、㨰法、拔伸法、推法、拿法、按揉法和整复手法等。

(三)取穴与部位

风池、颈夹脊、天柱、翳风、阿是穴等穴位和颈项部、枕后部及患处等部位。

(四)操作

(1)患者坐位,术者用轻柔的㨰法、按揉法、拿法、一指禅推法等手法在颈椎两侧的夹脊穴及肩部治疗,以放松紧张、痉挛的肌肉。

(2)整复手法。患者仰卧位,头置于治疗床外,便于手法操作。助手两手扳住患者两肩,术者一手托住后枕部,一手托住下颌部,使头处于仰伸位进行牵拉,助手配合做对抗性拔伸。在牵拉拔伸状态下,做头部缓慢轻柔的前后活动和试探性旋转活动。如出现弹响后颈椎活动改善,疼痛减轻,表示手法整复成功。

(3)复位后,患者取仰卧位,采用枕颌带牵引使头过伸,牵引重量控制在2~3 kg,持续牵引,日牵引时间不少于6小时。3~4周撤除牵引,用颈托固定。

四、注意事项

(1)严格掌握推拿治疗适应证,有重度锥体束体征者不宜手法复位。

(2)注意平时预防,纠正日常不良习惯姿势,戴颈围固定保护。

(3)少数伴炎症患者,可有发热,体温达38~40 ℃,注意观察,必要时采取降温措施。

(4)注意用枕的合理性和科学性,注意颈项、肩部的保暖。

五、功能锻炼

寰枢关节半脱位功能锻炼宜在病情基本稳定后进行,根据生物力学原理,强化颈部肌肉的功能锻炼,增强颈部的肌肉力量,对提高颈椎稳定性,延缓或防止肌萎缩是很有必要的。锻炼方法如下。

(1)立位或坐位,用全力收缩两肩。重复5~10次。

(2)立位或坐位,两手扶前额,给予一定的阻力,用全力使颈部向前屈,坚持6秒钟。重复3~5次。

(3)立位或坐位,一手扶头侧部,给予一定的阻力,用全力使颈部向同侧侧倾,坚持 3~6 秒钟。左、右交替,重复 3~5 次。

(4)立位或坐位,两手扶后枕部,给予一定的阻力,用全力使头部往后倾,坚持 3~6 秒钟。重复 3~5 次。

第三节　胸椎小关节错缝

胸椎小关节错缝是指胸椎小关节的解剖位置改变,以至胸部脊柱功能失常所引起的一系列临床表现,属于脊柱小关节功能紊乱的范畴。本节主要讨论胸椎小关节滑膜嵌顿和因部分韧带、关节囊紧张引起的反射性肌肉痉挛,致使关节面交锁在不正常或扭转的位置上而引起的一系列病变。多发生在胸椎第 3~7 节段,女性发生率多于男性。以青壮年较常见,老人则很少发生。

一、病因病理

脊柱关节为三点承重负荷关节,即椎体及椎体两侧的上、下关节突组成的小关节,构成三点承重。小关节为关节囊关节,具有稳定脊椎,引导脊椎运动方向的功能。胸椎间关节面呈额状位,故胸部脊柱只能做侧屈运动而不能伸屈,一般不易发生小关节序列紊乱。但是,当突然的外力牵拉、扭转,使小关节不能承受所分担的拉应力和压应力时,则可引起胸椎小关节急性错缝病变。

因姿势不良或突然改变体位引起胸背部肌肉损伤或胸椎小关节错位,使关节滑膜嵌顿其间,破坏了脊柱力学平衡和运动的协调性,从而引起活动障碍和疼痛。同时,损伤及炎性反应可刺激感觉神经末梢而加剧疼痛,并反射性地引起肌肉痉挛,也可引起关节解剖位置的改变,发生交锁。日久可导致小关节粘连而影响其功能。典型胸椎小关节错缝在发病时可闻及胸椎后关节突然错缝时的"咯嗒"声响,错缝局部疼痛明显。

本病属中医"骨错缝"范畴。常因姿势不当,或不慎闪挫,以致骨缝错开,局部气血瘀滞,经脉受阻,发为肿痛。

二、诊断

(一)症状

(1)一般有牵拉、过度扭转外伤史。

（2）局部疼痛剧烈，甚则牵掣肩背作痛，俯仰转侧困难，常固定于某一体位，不能随意转动，疼痛随脊柱运动而加重，且感胸闷不舒、呼吸不畅、入夜翻身困难，重者可有心烦不安、食欲减退。

（3）部分患者可出现脊柱水平面有关脏腑反射性疼痛，如胆囊、胃区等疼痛。

（二）体征

1.棘突偏歪

脊柱病变节段可触及偏歪的棘突。表现为一侧偏突，而对侧空虚感。

2.压痛

脊柱病变节段小关节处有明显压痛，多数为一侧，少数为两侧。

3.肌痉挛

根据病变节段的不同，菱形肌、斜方肌可呈条索状痉挛，亦有明显压痛。

4.功能障碍

多数无明显障碍，少数可因疼痛导致前屈或转侧时活动幅度减小。

（三）辅助检查

胸椎小关节错缝属解剖位置上的细微变化，故 X 线摄片常不易显示。严重者可见脊柱侧弯、棘突偏歪等改变。

三、治疗

（一）治疗原则

舒筋通络，理筋整复。

（二）手法

滚法、按法、揉法、弹拨法、擦法、拔伸牵引、扳法等。

（三）取穴与部位

局部压痛点、胸段华佗夹脊穴及膀胱经等部位。

（四）操作

（1）患者取俯卧位，术者立于其一侧，以滚法、按法、揉法在胸背部交替操作，时间 5～8 分钟。

（2）继上势，沿脊柱两侧竖脊肌用按揉法、弹拨法操作，以松解肌痉挛，时间 3～5 分钟。暴露背部皮肤，涂上介质，沿两侧膀胱经行侧擦法，以透热为度。

（3）俯卧扳压法。患者俯卧，术者站立在患侧，一手向上拨动患侧肩部，另一手掌抵压患处棘突,两手同时相对用力扳压。操作时可闻及弹响。

(4)患者取坐位,术者立于其身后,采用胸椎对抗复位扳法,或采用抱颈提升法操作,以整复关节错缝。

四、注意事项

(1)整复关节错缝手法宜轻、快、稳、准,勿以关节有无声响为标准。当一种复位法未能整复时可改用其他复位法。

(2)治疗期间应卧硬板床。

(3)适当休息,避免劳累,慎防风寒侵袭。

第四节　腰椎退行性脊柱炎

腰椎退行性脊柱炎是指以腰脊柱椎体边缘唇样增生和小关节的肥大性改变为主要病理变化的一种椎骨关节炎,故又称"增生性脊柱炎""肥大性脊柱炎""脊椎骨关节炎""老年性脊柱炎"等。本病起病缓慢,病程较长,症状迁延,多见于中老年人,男性多于女性。体态肥胖、体力劳动者及运动员等发病则偏早。其临床特征主要表现为慢性腰腿疼痛。

一、病因病理

本病分为原发性和继发性两种。原发性为老年生理性退变,人到中年后,随着年龄的增长人体各组织器官逐渐衰退,骨质开始出现退行性改变。这种改变主要表现在机体各组织细胞所含水分和胶质减少,而游离钙质增加,其生理功能也随之衰退,腰椎椎体边缘形成不同程度的骨赘,椎间盘发生变性,椎间隙变窄,椎间孔缩小,椎周组织反应性变化刺激或压迫周围神经,而引起腰腿疼痛。继发性常由于各种损伤、慢性炎症、新陈代谢障碍,或内分泌紊乱等因素,影响到骨关节软骨板的血液循环和营养供给,从而导致软骨的炎性改变和软骨下骨反应性骨质增生,而引起腰腿痛。

本病的主要病理机制为关节软骨的变性、椎间盘的退行性改变。人体在中年以后,椎体关节周围的软骨弹性降低,其边缘、关节囊、韧带等附着处,逐渐形成保护性的骨质增生。椎间盘退变表现为髓核内的纤维组织增多,髓核逐渐变性,椎间盘萎缩,椎间隙变窄,椎间孔变小,又加速了髓核和纤维环的变性。椎间盘退变使脊柱失去椎间盘的缓冲,椎体前、后缘应力增加,所受压力明显增大,椎体两端不断受到震荡、冲击和磨损,引起骨质增生。椎体受压和磨损的时间越长,骨质增生形成的机会越多。此外,在椎间盘变性的同时,也会发生老年性的骨质疏松现象,削弱了椎体对压力的承重负荷能力。

本病属中医"骨痹""骨萎证"范畴。中医认为本病与年龄及气血盛衰、筋骨强弱有关。人过中年,内因肝肾亏虚,骨失充盈,筋失滋养;外因风寒湿邪客于脊隙筋节,或因积劳成伤,气血凝滞,节窍粘结,筋肌拘挛,脊僵筋弛而作痛,每遇劳累即发,病程缠绵。

二、诊断

(一)症状

(1)发病缓慢,45岁以后逐渐出现腰痛,缠绵持续,60岁以后腰痛反而逐渐减轻。

(2)一般腰痛并不剧烈,仅感腰部酸痛不适,活动不太灵活,或有束缚感。晨起或久坐起立时腰痛明显,而稍事活动后疼痛减轻,过度疲劳、阴雨天气或受风寒后症状又会加重。

(3)腰痛有时可牵涉至臀部及大腿外侧部。

(二)体征

(1)腰椎弧度改变,生理前凸减小或消失,明显者可见圆背。

(2)两侧腰肌紧张、局限性压痛,有时腰椎棘突有叩击痛。臀上皮神经和股外侧皮神经分布区按之酸痛。

(3)急性发作时腰部压痛明显,肌肉痉挛,脊柱运动受限。

(4)直腿抬高试验、后伸试验可呈阳性。

(三)辅助检查

X线片检查可显示腰椎体边缘骨质增生、唇样改变或骨桥形成。椎间隙变窄或不规则,关节突模糊不清,可伴有老年性骨萎缩。

三、治疗

(一)治疗原则

行气活血,舒筋通络。

(二)手法

滚法、按法、揉法、点法、弹拨法、扳法、摇法、擦法等。

（三）取穴和部位

命门、阳关、气海俞、大肠俞、关元俞、夹脊、委中等穴及腰骶部。

（四）操作

（1）患者取俯卧位。术者用滚法、按揉法在腰部病变处、腰椎两侧膀胱经及腰骶部往返操作，可同时配合下肢后抬腿活动，手法宜深沉。时间5～8分钟。

（2）继上势，用拇指按命门、阳关、气海俞、大肠俞、关元俞等穴，叠指按揉或掌根按脊椎两旁夹脊穴。时间5～8分钟。

（3）有下肢牵涉痛者，继上势，在臀部沿股后肌群至小腿后侧，大腿外侧至小腿外侧用滚法、按揉法、捏法、拿法操作，并按揉、点压委中、承山、阳陵泉等穴位。时间5～8分钟。

（4）继上势，在腰部边用滚法，边做腰部后伸扳法操作；然后改为侧卧位，做腰部斜扳法，左右各1次，以调整脊柱后关节。

（5）患者俯卧位，沿督脉腰段及脊柱两侧夹脊穴用掌擦法，腰骶部用横擦法治疗，以透热为度。然后患者仰卧位，做屈髋屈膝抖腰法，结束治疗。

四、注意事项

（1）对骨质增生明显或有骨桥形成者，老年骨质疏松者，伴有椎体滑移者，不宜用扳法。

（2）有腰椎生理弧度变直或消失者，可采用仰卧位腰部垫枕；对腰椎生理弧度增大者，可采用仰卧位臀部垫枕，以矫正或改善其生理弧度。

（3）注意腰部保暖，慎防受风寒湿邪侵袭。进行适当的功能锻炼。

第五节　急性腰扭伤

急性腰扭伤是指劳动或运动时腰部肌肉、筋膜、韧带、椎间小关节、腰骶关节的急性损伤，多为突然承受超负荷牵拉或扭转等间接外力所致。俗称"闪腰""岔气"。急性腰扭伤是临床常见病、多发病。多见于青壮年和体力劳动者及平素缺少体力劳动锻炼的人，或运动时用力不当，亦易发生损伤。男性多于女性。急性腰扭伤若处理不当，或治疗不及时，可造成慢性劳损。

一、病因病理

急性腰扭伤的发生常与劳动强度、动作失误、疲劳，甚至气候、季节有关。大部分患者能清楚讲述受伤时的体态，指出疼痛部位。下列因素易造成腰部损伤：腰部用力姿势不当，如在膝部伸直弯腰提取重物时，重心距离躯干中轴较远，因杠杆作用，增加了肌肉的承受力，容易引起腰部肌肉的急性扭伤；行走失足，行走不平坦的道路或下楼梯时不慎滑倒，腰部前屈，下肢处于伸直位时，亦易造成腰肌筋膜的扭伤或撕裂；动作失调，两人搬抬重物，动作失于协调，身体失去平衡，重心突然偏移，或失去控制，致使腰部在肌肉无准备情况下，骤然强力收缩，引起急性腰扭伤；对客观估计不足，思想准备不够，如倒水、弯腰、猛起，甚至打喷嚏等无防备的情况下，也可发生"闪腰岔气"等。

腰部肌肉、筋膜、韧带和关节的急性损伤可单独发生，亦常合并损伤，但不同组织的损伤其临床表现又不完全相同。急性腰扭伤临床常见于急性腰肌筋膜损伤、急性腰部韧带损伤和急性腰椎小关节紊乱等。

本病属中医"筋节伤""节错证"范畴，腰脊为督脉和足太阳经脉所过，经筋所循，络结汇聚，脏腑之维系，运动之枢纽。凡跌仆、闪挫、扭旋撞击，伤及腰脊，筋络受损，或筋节劳损，气滞血瘀，筋拘节错，致使疼痛剧烈，行动牵掣。

二、诊断

（一）急性腰肌筋膜损伤

急性腰肌筋膜损伤是一种较常见的腰部外伤，多因弯腰提取重物用力过猛，或弯腰转身突然闪扭时腰部肌肉强烈的收缩，使腰部肌肉和筋膜受到过度牵拉、扭掫损伤，严重者甚至撕裂。本病属于中医伤科跌仆闪挫病证。其损伤因受力大小不同，组织损伤程度亦不一样，筋膜损伤，累及血脉，造成局部瘀血凝滞，气机不通，产生瘀血肿胀、疼痛、活动受限等表现。临床以骶棘肌骶骨起点部骨膜撕裂，或筋膜等组织附着点撕裂多见。

1.症状

有明显损伤史，患者常感到腰部有一响声或有组织"撕裂"感；疼痛。伤后即感腰部一侧或两侧疼痛，疼痛多位于腰骶部，可影响到一侧或两侧臀部及大腿后部。轻伤者，损伤当时尚能坚持继续劳动，数小时后或次日症状加重；重伤者，损伤当时即不能站立，腰部用力、咳嗽、喷嚏时疼痛加剧，活动受限。患者不能直腰、俯仰、转身，动则疼痛加剧。患者为减轻腰部疼痛，常用两手扶住并固定腰部。

2.体征

肌痉挛：肌肉、筋膜和韧带撕裂可引起疼痛，引起肌肉的保护性痉挛，腰椎生理前凸减小；不对称性的肌痉挛引起脊柱生理性侧弯等改变。压痛：损伤部位有明显的局限性压痛点，常见于腰骶关节、第3腰椎横突尖和髂嵴后部，可伴有臀部及大腿后部牵涉痛。功能障碍：患者诸方向的活动功能均明显受限。直腿抬高、骨盆旋转试验可呈阳性。

3.辅助检查

X线检查一般无明显异常，可排除骨折、骨质增生、椎间盘退变等。

(二)急性腰部韧带损伤

1.症状

有明显外伤史，伤后腰骶部有撕裂感、剧痛，弯腰时疼痛加重疼痛可放散到臀部或大腿外侧。

2.体征

(1)肿胀：局部可见肿胀，出血明显者有瘀肿。

(2)肌肉痉挛：以损伤韧带两侧的骶棘肌最为明显。

(3)压痛：伤处压痛明显，棘上韧带损伤压痛表浅，常跨越两个棘突及以上；棘突间损伤压痛较深，常局限于两个棘突之间；髂腰韧带损伤压痛点常位于该韧带的起点处，深压痛；单个棘突上浅压痛常为棘突骨膜炎。有棘上、棘间韧带断裂者，触诊可见棘突间的距离加宽。

(4)活动受限：尤以腰部前屈、后伸运动时最为明显。

(5)普鲁卡因局封后疼痛减轻或消失，也可作为损伤的诊断性治疗方法之一。

3.辅助检查

严重损伤者应做X线摄片检查，以排除骨折的可能性。

(三)急性腰椎后关节滑膜嵌顿

1.症状

有急性腰部扭闪外伤史，或慢性劳损急性发作；腰部剧痛，精神紧张，不能直立或行走，惧怕任何活动；腰部不敢活动，稍一活动疼痛加剧。

2.体征

(1)体位：呈僵直屈曲的被动体位，腰部正常生理弧度改变，站、坐和过伸活动时疼痛加剧。

（2）肌痉挛：两侧骶棘肌明显痉挛，重者可引起两侧臀部肌肉痉挛。

（3）压痛：滑膜嵌顿的后关节和相应椎间隙有明显压痛，一般无放射痛。棘突无明显偏歪。

（4）功能障碍：腰部紧张、僵硬，各方向活动均受限，尤以后伸活动障碍最为明显。

3.辅助检查

X线检查可见脊柱侧弯和后凸，两侧后关节不对称，椎间隙左右宽窄不等。可排除骨折及其他骨质病变。

三、治疗

（一）治疗原则

舒筋活血，散瘀止痛，理筋整复。

（二）手法

一指禅推法、擦法、按法、揉法、弹拨法、擦法、抖腰法、腰部斜扳法。

（三）取穴与部位

阿是穴、肾俞、大肠俞、命门、三焦俞、秩边、委中等穴位，腰骶部及督脉腰段。

（四）操作

1.急性腰肌筋膜损伤

（1）患者取俯卧位。用一指禅推法和擦法在腰脊柱两侧往返操作3～4遍，以放松腰部肌肉。然后在伤侧顺竖脊肌纤维方向用擦法操作，配合腰部后伸被动活动，幅度由小到大，手法由轻到重。时间5～8分钟。

（2）继上势，用一指禅推法、按揉法在压痛点周围治疗，逐渐移至疼痛处做重点治疗。时间为5分钟左右。

（3）继上势，按揉肾俞、大肠俞、命门、秩边、环跳、委中、阿是穴等穴位，以酸胀为度，在压痛点部位做弹拨法治疗，弹拨时手法宜柔和深沉。时间为5分钟左右。

（4）继上势，在损伤侧沿竖脊肌纤维方向用直擦法，以透热为度。患者侧卧位，患侧在上做腰部斜扳法。

2.急性腰部韧带损伤

主要是指棘上韧带、棘间韧带和髂腰韧带在外力作用下导致的撕裂损伤，使韧带弹性和柔韧性降低或松弛。是引起腰背痛的常见原因之一。以腰骶部最为多见。

正常情况下,腰部韧带皆由骶棘肌的保护而免受损伤。当腰椎前屈 90°旋转腰部时,棘上韧带和棘间韧带所承受的牵拉力最大,此时突然过度受力,如搬运重物,或用力不当等,超越了韧带的负荷能力,则出现棘上韧带、棘间韧带或髂腰韧带的损伤。此外,腰脊柱的直接撞击也可引起韧带损伤。轻者韧带撕裂,重者韧带部分断裂或完全断裂。可因局部出血、肿胀、炎性物质渗出,刺激末梢神经而产生疼痛。临床上以 $L_5 \sim S_1$ 间韧带损伤最为多见,其次为髂腰韧带、$L_4 \sim L_5$ 间韧带损伤。

(1)患者取俯卧位:用按揉法和㨰法在腰脊柱两侧往返操作3～4遍,然后在伤侧顺竖脊肌纤维方向用㨰法操作,以放松腰部肌肉。时间 3～5 分钟。

(2)继上势,用一指禅推法、按揉法在韧带损伤节段脊柱正中线上下往返治疗,结合指摩、指揉法操作。时间 5～8 分钟。

(3)继上势,点按压痛点,可配合弹拨法操作,对棘上韧带剥离者,用理筋手法予以理筋整复。时间3～5分钟。

(4)继上势,在损伤节段的督脉腰段用直擦法,以透热为度。对髂腰韧带损伤者,加用侧卧位,做患侧在上的腰部斜扳法。

3.急性腰椎后关节滑膜嵌顿

亦称腰椎后关节紊乱症或腰椎间小关节综合征。是指腰部在运动过程中,由于动作失误或过猛,后关节滑膜被嵌顿于腰椎后关节之间所引起的腰部剧烈疼痛。本病为急性腰扭伤中症状最重的一种类型。以 $L_4 \sim L_5$ 后关节最为多见,其次为 $L_5 \sim S_1$ 和 $L_3 \sim L_4$ 后关节。其发病以青壮年为多,男性多于女性。

腰椎后关节为上位椎骨的下关节突及下位椎骨的上关节突所构成。每个关节突是互成直角的两个面,一是冠状位,一是矢状位,所以侧弯和前后屈伸运动的范围较大。腰骶关节,则为小关节面介于冠状和矢状之间的斜位,由直立面渐变为近似水平面,上下关节囊较宽松,其屈伸和旋转等活动范围较大。当腰椎前屈时,其后关节后缘间隙张开,使关节内产生负压,滑膜被吸入关节间隙,此时如突然起立或旋转,滑膜来不及退出而被嵌顿在关节间隙,形成腰椎后关节滑膜嵌顿。由于滑膜含有丰富的感觉神经末梢,受嵌压后即刻引起剧痛,并引起反射性肌痉挛,使症状加重。

(1)患者取俯卧位:用按揉法和㨰法在患者腰骶部治疗。时间5～8分钟。

(2)继上势,根据滑膜嵌顿相应节段,在压痛明显处用按揉法操作,手法先轻柔后逐渐深沉加重,以患者能忍受为限。时间 3～5 分钟。

(3)继上势,术者双手握住其踝部,腰部左右推晃 10～20 次,幅度由小至大,然后抖腰法操作 3～5 次,以松动后关节,有利于嵌顿的滑膜自行解脱。

(4)解除嵌顿:在上述治疗的基础上,可选用斜扳法调整复位,具体操作如下。患者侧卧位,伸下腿屈上腿,对滑膜嵌顿位于上腰段的,按压臀部用力宜大;对滑膜嵌顿位于下腰段的,推扳肩部用力宜大;对滑膜嵌顿位于中腰段的,按压臀部和推扳肩部两手用力应相等。左右各扳 1 次,不要强求"咯嗒"声响。

(5)沿督脉腰段用直擦法,以透热为度。

四、注意事项

(1)患者应睡硬板床,避免腰部过度活动,以利于损伤的恢复。

(2)注意腰部保暖,必要时可用腰围加以保护。

(3)缓解期应加强腰背肌功能锻炼,有助于巩固疗效

五、功能锻炼

(一)屈膝收腹

双膝关节屈曲,收腹,双手交叉置于胸前,后背部用力压床,坚持 10 秒钟,重复 6～8 次。

(二)屈伸髋膝

双髋、双膝关节屈曲,双手抱膝,抬头,往上方前倾,坚持 5 秒钟,重复 6～8 次。

(三)俯卧撑

双手撑地,一侧膝关节贴于胸前,另一侧下肢绷直,脚尖着地,腰部慢慢下沉,坚持 5 秒钟。左右交替,重复 6～8 次。

(四)抱膝蹲立

患者立姿,双脚与肩同宽,上体前屈,慢慢下蹲,两手抱膝,坚持 5 秒钟。动作重复 6～8 次。

六、疗效评定

(一)治愈

腰部疼痛消失,脊柱活动正常。

(二)好转

腰部疼痛减轻,脊柱活动基本正常。

(三)未愈

症状无改善。

第六节　慢性腰肌劳损

慢性腰肌劳损系指腰部肌肉、筋膜、韧带等组织的慢性疲劳性损伤,又称慢性腰部劳损、腰背肌筋膜炎等。本病好发于体力劳动者和长期静坐缺乏运动的文职人员。

一、病因病理

引起慢性腰肌劳损的主要原因是长期从事腰部负重、弯腰工作,或长期维持某一姿势操作等,引起腰背肌肉筋膜劳损;或腰部肌肉急性扭伤之后,没有得到及时有效的治疗,或治疗不彻底,或反复损伤,迁延而成为慢性腰痛;或腰椎有先天性畸形和解剖结构缺陷,如腰椎骶化、先天性隐性裂、腰椎滑移等,引起腰脊柱平衡失调,腰肌功能下降,造成腰部肌肉筋膜的劳损。其病理表现为肌筋膜渗出性炎症、水肿、粘连、纤维变性等改变,刺激脊神经后支而产生持续性腰痛。

中医认为,平素体虚,肾气亏虚,劳累过度,或外感风、寒、湿邪,凝滞肌肉筋脉,以致气血不和,肌肉筋膜拘挛,经络阻滞而致慢性腰痛。

二、诊断

(一)症状

(1)有长期腰背部酸痛或胀痛史,时轻时重,反复发作。

(2)天气变化、劳累后腰痛加重,经休息或适当活动、改变体位后可减轻。

(3)腰部怕冷喜暖,常喜欢用双手捶腰或做叉腰后伸动作,以减轻疼痛。

(4)少数患者有臀部及大腿后外侧酸胀痛,一般不过膝。

(二)体征

(1)脊柱外观正常,腰部活动一般无明显影响。急性发作时可有腰部活动受限、脊柱侧弯等改变。

（2）腰背肌轻度紧张，压痛广泛，常在一侧或两侧骶棘肌、髂嵴后部、骶骨背面及横突处有压痛。

（3）神经系统检查多无异常。直腿抬高试验多接近正常。

（三）辅助检查

X线检查一般无明显异常。部分患者可见脊柱生理弧度改变、腰椎滑移、骨质增生等；有先天畸形或解剖结构缺陷者，可见第5腰椎骶化、第1骶椎腰化、隐性脊柱裂等。

三、治疗

（一）治疗原则

舒筋通络，活血止痛。

（二）手法

𢳕法、推法、按法、揉法、点法、弹拨法、擦法等。

（三）取穴与部位

肾俞、命门、大肠俞、关元俞、秩边、环跳、委中、阿是穴，腰背部和腰骶部。

（四）操作

（1）患者取俯卧位，术者用𢳕法或双手掌推、按、揉腰脊柱两侧的竖脊肌。时间约5分钟。

（2）继上势，用拇指点按或按揉、弹拨竖脊肌数遍。再用拇指端重点推、按、拨揉压痛点。时间约5分钟。

（3）继上势，用双手指指端或指腹按、揉、振肾俞、命门、大肠俞、关元俞、秩边、环跳、委中等穴，每穴各半分钟。

（4）继上势，沿督脉腰段及两侧膀胱经用直擦法，腰骶部用横擦法，以透热为度。

四、注意事项

（1）保持良好的姿势，注意纠正习惯性不良姿势，维持腰椎正常的生理弧度。

（2）注意腰部保暖，防止风寒湿邪侵袭。

（3）注意劳逸结合，对平素体虚、肾气亏虚者配合补益肝肾的中药治疗。

五、功能锻炼

(一)腰部前屈后伸运动

两足分开与肩同宽站立,两手叉腰,做腰部前屈、后伸各 8 次。

(二)腰部回旋运动

姿势同前。做腰部顺时针、逆时针方向旋转各 8 次。

(三)"拱桥式"运动

仰卧床上,双腿屈曲,以双足、双肘和后头部为支点(五点支撑)用力将臀部抬高,呈"拱桥状"8 次。

(四)"飞燕式"运动

俯卧床上,双臂放于身体两侧,双腿伸直,然后将头、上肢和下肢用力向上抬起,呈"飞燕式"8 次。

六、疗效评定

(一)治愈

腰痛症状消失,腰部活动自如。

(二)好转

腰痛减轻,腰部活动功能基本恢复。

(三)未愈

症状未改善。

第七节　膝关节侧副韧带损伤

膝关节侧副韧带损伤是指由于膝关节遭受暴力打击、过度外翻或内翻引起膝内侧或外侧副韧带损伤,临床以膝关节内侧或外侧疼痛、肿胀、关节活动受限,小腿外展或内收时疼痛加重为主要特征的一种病证。膝关节侧副韧带损伤可分为内侧副韧带损伤和外侧副韧带损伤,临床以内侧副韧带损伤多见。可发生于任何年龄,以运动损伤居多。

一、病因病理

(一)内侧副韧带损伤

膝关节生理上呈轻度外翻。当膝关节微屈(130°～150°)时,膝关节的稳定性相对较差,此时,如果遇外力作用使小腿骤然外翻、外旋,可牵拉内侧副韧带造成损伤;或足部固定不动,大腿突然强力内收、内旋;或膝关节伸直位时,膝或腿部外侧受到暴力打击或重物挤压,促使膝关节过度外翻,即可造成内侧副韧带损伤。若损伤作用机制进一步加大,则造成韧带部分撕裂或完全断裂,严重时可合并半月板或交叉韧带的损伤。

(二)外侧副韧带损伤

由于膝关节呈生理性外翻,又有髂胫束共同限制膝关节内翻和胫骨旋转的功能,所以外侧副韧带的损伤较少见。但在小腿突然内翻、内旋;或大腿过度强力外翻、外旋;或来自膝外侧的暴力作用或小腿内翻位倒地揿伤,使膝关节过度内翻时,就会导致膝外侧副韧带牵拉损伤。损伤多见于腓骨小头部。严重者可伴有外侧关节囊、腘肌腱撕裂,腓总神经损伤或受压,可合并有腓骨小头撕脱骨折。

韧带损伤后引起局部出血、肿胀、疼痛,日久血肿机化、局部组织粘连,进一步导致膝关节活动受限。

本病属中医伤科"筋伤"范畴。中医认为膝为诸筋之会,内为足三阴经筋所结之处,外为足少阳经筋、足阳明经筋所络,急、慢性劳伤,损伤筋脉,气血瘀滞,致筋肌拘挛,牵掣筋络,屈伸不利,伤处为肿为痛。

二、诊断

(一)症状

(1)有明显的膝关节外翻或内翻损伤史。

(2)伤后膝内侧或外侧当即疼痛、肿胀,部分患者有皮下瘀血。

(3)膝关节屈伸活动受限,跛行或不能行走。

(二)体征

1.肿胀

伤处肿胀,多数为血肿。血肿初起为紫色,后逐渐转为紫黄相兼。

2.压痛

膝关节内侧或外侧伤处有明显压痛。内侧副韧带损伤压痛点局限于内侧副韧带的起止部;外侧副韧带损伤时,压痛点常位于股骨外侧髁或腓骨小头处。

3.放射痛

内侧副韧带损伤,疼痛常放射到大腿内侧、小腿内侧肌群,伴有肌肉紧张或痉挛;外侧副韧带损伤,疼痛可向髂胫束、股二头肌和小腿外侧放射,伴有肌肉紧张或痉挛。

4.侧向运动试验

膝内侧或外侧疼痛加剧,提示该侧副韧带损伤。

5.韧带断裂

侧副韧带完全断裂时,断裂处可触及凹陷感,做侧向运动试验时,内侧或外侧关节间隙有被"拉开"或"合拢"的感觉。

6.合并损伤

合并半月板损伤时麦氏征阳性;合并交叉韧带损伤时抽屉试验阳性;合并腓总神经损伤时,小腿外侧足背部有麻木感,甚者可有足下垂。

(三)辅助检查

X线片检查:内侧副韧带完全断裂时,做膝关节外翻位应力下摄片,可见内侧关节间隙增宽;外侧副韧带完全断裂者做膝关节内翻位应力下摄片,可见外侧关节间隙增宽;合并有撕脱骨折时,在撕脱部位可见条状或小片状游离骨片。

三、治疗

(一)治疗原则

活血祛瘀,消肿止痛,理筋通络。

(二)手法

㨰法、按法、揉法、屈伸法、弹拨法、搓法、擦法等。

(三)取穴与部位

1.内侧副韧带损伤

血海、曲泉、阴陵泉、内膝眼等穴及膝关节内侧部。

2.外侧副韧带损伤

膝阳关、阳陵泉、犊鼻、梁丘等穴及膝关节外侧部。

(四)操作

1.内侧副韧带损伤

(1)患者仰卧位,患肢外旋伸膝。术者在其膝关节内侧用㨰法治疗,先在损伤部位周围操作,后转到损伤部位操作。然后沿股骨内侧髁至胫骨内侧髁施按揉法,上下往返治疗。手法宜轻柔,切忌粗暴。时间5～8分钟。

(2)继上势,术者用拇指按揉血海、曲泉、阴陵泉、内膝眼等穴,每穴约1分钟。

(3)继上势,术者在与韧带纤维垂直方向上施轻柔快速的弹拨理筋手法,掌根揉损伤处,配合做膝关节的拔伸和被动屈伸运动,手法宜轻柔,以患者能忍受为限。时间3～5分钟。

(4)继上势,术者在膝关节内侧做与韧带纤维平行方向的擦法,以透热为度。搓、揉膝部,轻轻摇动膝关节数次结束治疗。时间2～3分钟。

2.外侧副韧带损伤

(1)患者取健侧卧位,患肢微屈。术者在其大腿外侧至小腿前外侧用擦法治疗,重点在膝关节外侧部。然后自股骨外侧髁至腓骨小头处施按揉法,上下往返治疗。手法宜轻柔,切忌粗暴。时间5～8分钟。

(2)继上势,术者用拇指按揉膝阳关、阳陵泉、犊鼻、梁丘等穴,每穴约1分钟。

(3)继上势,术者在与韧带纤维垂直方向施轻柔快速的弹拨理筋手法,掌根揉损伤处,配合做膝关节的拔伸和被动屈伸运动,手法宜轻柔,以患者能忍受为限。时间3～5分钟。

(4)患者俯卧位,术者沿大腿后外侧至小腿后外侧施擦法治疗。然后转健侧卧位,在膝关节外侧与韧带纤维平行方向施擦法,以透热为度。搓、揉膝部,轻轻摇膝关节数次结束治疗。时间3～5分钟。

四、注意事项

(1)急性损伤有内出血者,视出血程度在伤后24～48小时才能推拿治疗。

(2)损伤严重者,应做X线摄片检查,在排除骨折的情况下才能推拿。若为韧带完全断裂或膝关节损伤三联征者宜建议早期手术治疗。

(3)后期应加强股四头肌功能锻炼,防止肌萎缩。

五、功能锻炼

损伤早期,嘱患者做股四头肌等长收缩练习,每次5～6分钟,并逐渐增加锻炼次数,以防肌肉萎缩;然后练习直腿抬举。后期做膝关节屈伸活动练习。

六、疗效评定

(一)治愈

肿胀疼痛消失,膝关节功能完全或基本恢复。

(二)好转

关节疼痛减轻,功能改善,关节有轻度不稳。

(三)未愈

膝关节疼痛无减轻,关节不稳,功能障碍。

儿科常见疾病的推拿治疗

第一节 小儿感冒

一、概述

感冒俗称"伤风",是小儿时期常见的外感性疾病之一,主要由于感受外邪所致,临床以发热、头痛、咳嗽、流涕、喷嚏为特征。感冒分两种,一种是四时感冒,一种是时行感冒。前者病邪轻浅,不造成流行;后者为感受时邪病毒而致,病邪较深重,具有传染流行的特点。本病发病率占儿科疾病的首位,婴幼儿发病率更高,一年四季均可发病,以冬春季多见,在季节变换、气候骤变的情况下更易发病。

感冒轻重不同,四时感冒病情轻,兼夹证少;时行感冒病情多重,发热较高,有传染性,多有兼夹证。多数患儿于1周左右恢复。本病一般预后较好。但婴幼儿、体弱年长儿感邪之后易出现夹痰、夹滞、夹惊等兼证。

二、小儿推拿治疗

(一)风寒感冒

症状:发热轻,恶寒重,无汗、头痛、鼻塞、流涕、打喷嚏、咳嗽、喉痒、口不渴、咽不红,舌苔薄白,面青黄带滞色。

症状分析:外感风寒,客于腠理,邪正交争于卫表,则发热恶寒;肌表被束,故无汗面滞;头为诸阳之会,风寒之邪遏于外,不得发越,故头痛;鼻为肺窍,是呼吸的通道,感邪之后,肺气失宣,外窍不利,故见喉痒咳嗽、打喷嚏、流清涕、口不渴、咽不红;舌苔薄白,面带滞色,均为风寒之象。

治则:疏风解表,清热散寒(侧重辛温解表)。

处方:揉小天心3分钟,揉乙窝风4分钟,补肾5分钟,清板门5分钟,分阴阳2分钟,清肺经3分钟,清天河水1分钟。配以揉小横纹3分钟,清大肠3分钟。

症状加减:头痛,加掐揉膊阳池;或用四大手法;或用掐攒竹、鱼腰、丝竹空,揉太阳太阴,而止头痛。鼻塞,加黄蜂入洞。恶心、呕吐,加推天柱骨。腹泻,加清大肠、清补脾。咳嗽重者,多用清肺、逆运内八卦、揉小横纹。痰多,加揉丰隆、合阴阳。

(二)风热感冒

症状:发热重,有汗或少汗、恶风、头痛、鼻塞、流脓涕、打喷嚏、痰稠色白或黄,咳嗽,咽红肿痛,口干而渴,舌质红、苔黄,面带滞色。

症状分析:风热感冒,邪在卫表,寒从热化,故发热重、畏寒较轻、微有汗出;邪上扰于头,故见头痛;风热之邪客于肺卫,肺开窍于鼻,鼻通于肺,故见鼻塞、流涕、打喷嚏;肺气不宣,则咳嗽;肺有郁热,则痰稠黄;咽喉为肺胃之门户,风热上乘咽喉,故见咽喉红肿疼痛;口干而渴,舌质红、苔黄,面带滞色,为热象。

治则:清热解表,宣肺止咳(辛凉解表)。

处方:大清天河水3分钟,退六腑2分钟,揉小天心3分钟,揉乙窝风3分钟,补肾水5分钟,清板门5分钟,分阴阳2分钟(阴重)。配以揉小横纹3分钟,平肝肺2分钟,逆运内八卦3分钟,清四横纹2分钟,清补脾3分钟。

症状加减:鼻塞,加黄蜂入洞;咳重,平肝肺、逆运内八卦、揉小横纹、清四横纹多用;痰多,合阴阳、揉丰隆;热退后食欲缺乏,多用运脾法;夹惊厥,多用镇静术组;咽红肿痛、头痛身重,可用消毒三棱针在耳尖(双)、大椎、少商穴(双)局部消毒后点刺出血。

(三)暑邪感冒

症状:高热无汗,头痛,身重困倦,胸闷恶心,食欲缺乏,呕吐或腹泻,鼻塞流涕,咳嗽不剧,舌苔薄白或白腻,舌质红,多见于夏秋季。

症状分析:夏季暑盛,风邪夹暑湿之邪致卫表失宣,见高热无汗、头痛、身重困倦;湿困中焦,脾胃失于和降,故食欲缺乏或呕吐腹泻;风邪客肺,肺失宣肃,则鼻塞流涕,咳嗽;舌苔薄白或腻,舌质红,为暑热夹湿之证。

治则:清暑解表。

处方:掐揉曲池5～7次,掐揉合谷3次,揉小天心3分钟,揉乙窝风3分钟,清板门 5 分钟,清肺 3 分钟,清大肠 3 分钟,退六腑 1 分钟,大清天河水(或水底捞明月)2 分钟。

症状加减:痰多,加清补脾、逆运内八卦、合阴阳、掐揉丰隆;有恶心呕吐、食欲缺乏、肚腹胀满,加推天柱骨、清补脾、逆运内八卦、清四横纹、分腹阴阳、点中脘、点天枢、摩腹。

(四)体虚感冒

禀赋不足,后天失养或大病后正气未复之体质虚弱儿,大都抵抗力薄弱,卫外不固,易患感冒。临床较常见气虚感冒和阴虚感冒。治疗虚性感冒,手法要轻,速度要慢,时间要长。

1.气虚感冒

症状:恶寒发热,鼻塞头痛,咳嗽痰白,倦怠无力,气短懒言,舌淡苔白。

症状分析:既有风寒感冒的症状,又有气虚的表现,病程较长,并易反复发作。

治则:益气固表。

处方:补脾 5 分钟,推上三关 2 分钟,补肾 5 分钟,揉二马 3 分钟,揉小天心 3 分钟,揉乙窝风 3 分钟,分阴阳 2 分钟,清天河水 2 分钟。配以清板门 3 分钟,逆运内八卦 3 分钟,清四横纹 2 分钟,清肺 2 分钟,揉肾纹 1 分钟,揉肾顶 1 分钟。

2.阴虚感冒

症状:头痛身热,微恶风寒,微汗或无汗,心烦少寐,口渴咽干,手足心热,干咳少痰,舌红苔少。

症状分析:有感冒的证候,又有阴虚内热的临床表现。

治则:滋阴解表。

处方:补肾 5 分钟,揉二马 3 分钟,清板门 5 分钟,揉小天心 3 分钟,揉乙窝风 3 分钟,分阴阳 2 分钟,清肺 2 分钟,逆运内八卦 3 分钟,清四横纹 2 分钟,揉小横纹 1 分钟,清天河水 1 分钟,补脾 3 分钟,推上三关 2 分钟。

(五)时行感冒

病势急,且流行传染,病情转变快,不易推拿治疗,应速转医院救治。

(六)感冒夹证

1.夹痰

偏风寒:辛温解表,宣肺化痰(感冒穴加清肺、揉小横纹、逆运内八卦、清四横纹)。

偏风热:辛凉解表,清肺化痰(感冒穴加清补脾、清肺、逆运内八卦、揉小横纹、掐合谷、揉丰隆等)。

2.夹滞

症状:脘腹胀满,不思饮食,呕吐酸腐,口气秽臭,大便酸臭或腹痛、腹泻或大便秘结,小便短赤,舌苔薄白。

治则:解表穴加消食导滞(感冒穴加清板门、分阴阳、逆运内八卦、清四横纹、分腹阴阳、点中脘、点天枢、摩腹)。

3.夹惊

症状:夜卧不安,时时抽动,啼叫甚至有惊厥,舌红。

治则:醒神开窍(掐人中、十宣、合谷、老龙等);醒神后镇惊,解表清热。

处方:揉小天心 3 分钟,分阴阳 2 分钟,补肾 5 分钟,揉二马 3 分钟,平肝 3 分钟,大清天河水 2 分钟,加感冒穴。

第二节 小儿咳嗽

一、概述

咳嗽是小儿肺系疾病常见证候之一。咳嗽一证,一年四季均可发病,尤以冬春多。3 岁以下尤为多见,气候冷热变化可直接影响肺气的宣降,小儿脏腑未充,卫外不固,更易发生肺气的宣降不利,表现为咳嗽。其他脏腑病变也能影响肺的正常功能。小儿咳嗽不论什么原因所致,皆与肺有密切关系。一般有外感咳嗽、内伤咳嗽。临床外感咳嗽多于内伤咳嗽,其他还与体质有关。

二、小儿推拿治疗

(一)外感咳嗽

1.风寒咳嗽

症状:初起咳嗽一般频作,喉痒声重,痰白稀薄,鼻塞流涕,恶寒无汗,发热头痛,全身酸痛,舌苔薄白,面青微黄,带滞色。

症状分析:风寒犯肺,肺气不宣,故鼻塞流清涕,咳一般频繁;风寒外束,腠理闭塞,故发热怕冷,无汗头痛;风邪内郁于肺,肺主声,故喉痒,咳而声重;寒伤皮毛,外束肌腠,故全身酸痛。痰白稀薄,亦为风寒闭肺,水液输化无权,留滞肺络,凝而为痰之象。舌苔薄白,均主邪在表分。

治则:宣肺散寒。

处方:揉小天心3分钟,揉乙窝风4分钟,补肾5分钟,清板门5分钟,分阴阳2分钟,清肺3分钟,揉小横纹2分钟,逆运内八卦3分钟,清四横纹2分钟,清补脾3分钟,清天河水2分钟。

症状加减:无汗头痛,加四大手法或按揉膊阳池、拿风池;喉痛重,加掐少商、合谷,捏挤大椎。

2.风热咳嗽

症状:咳嗽不爽,痰黄黏稠,不易咳出,口渴咽干,鼻流脓涕,发热头痛,恶风,微出汗,面赤带滞色,鼻色青黯,鼻唇沟青,舌质红苔薄黄。

症状分析:风热犯肺,肺失清肃,气道不宣,故咳嗽不爽、鼻流脓涕;肺主皮毛,风热之邪客肺,皮毛疏泄,故发热头痛、恶风而微汗自出;风热之邪灼津炼液成痰,故痰黄黏稠,不易咳出;咽为肺之通道,肺热伤津,故口渴咽干;面赤带滞色,舌质红,舌苔黄薄,为风热之邪在肺卫之象。

治则:疏风清热,肃肺。

处方:清板门5分钟,退六腑3分钟,揉小天心3分钟,揉乙窝风3分钟,补肾5分钟,揉二马3分钟,分阴阳3分钟,清肺3分钟,清补脾5分钟,逆运内八卦3分钟,揉小横纹2分钟,清大肠2分钟,清天河水2分钟,揉膊阳池5~6次,掐揉合谷、少商各6~7次。

(二)内伤咳嗽

1.痰热咳嗽

症状:咳嗽痰多,黏稠难咯,发热面赤,目赤唇红,口苦作渴,烦躁不宁,甚者鼻衄,小便短赤,大便干燥,舌质红、苔黄,鼻色青黯。

症状分析:肝热心火素蕴,炼液成痰,逆乘于肺,或外感之邪化火入里,灼津成痰,痰随气逆,故咳嗽痰多,黏稠难咯;气火上升,肺气不宣,故发热面红目赤;心火亢盛,血热妄行,故口渴烦躁,鼻衄频作;肝气不降,则便干;火热内盛,则溲赤;舌红苔黄,为痰热内盛之象。

治则:平肝清肺化痰。

处方:揉小天心3分钟,补肾5分钟,平肝肺5分钟,清补脾3分钟,分阴阳2分钟,逆运内八卦3分钟,开璇玑2分钟,大清天河水2分钟,退六腑2分钟,揉总筋3分钟,掐中冲3~5次,揉丰隆2分钟,合阴阳2分钟,按弦走搓摩2分钟。鼻衄时,绳扎端正穴后,平卧休息15分钟(不能扎太紧,以免阻碍血液循环)。

2.痰湿咳嗽

症状:咳嗽痰壅,色白而稀,胸闷纳呆,神乏困倦,舌质淡红,苔白腻。面黄稍青,鼻色黯青,鼻唇沟青。

症状分析:痰湿从脾胃滋生,上渍于肺,故咳嗽痰壅,色白而稀;痰湿内停,气失宣展,故胸闷神乏困倦;脾失健运,食欲缺乏,故纳食呆滞;苔白腻,为痰湿内停之证。

治则:化痰燥湿、利湿。

处方:清补脾10分钟,逆运内八卦3分钟,清四横纹2分钟,清板门5分钟,补肾5分钟,揉小天心2分钟,揉小横纹3分钟,平肝肺3分钟,清大肠3分钟,清天河水2分钟。配以按弦走搓摩2分钟,揉丰隆2分钟,合阴阳2分钟,掐肾经一节5~8次。

3.阴虚咳嗽

症状:干咳无痰或痰少而黏,不易咯出,口渴咽干,喉痒声嘶,手足心热或咳痰带血,午后潮热,舌红少苔,面青少华,鼻青黯无泽。

症状分析:温热时久,津液耗伤,则阴虚生燥,故干咳无痰,喉痒声嘶;阴虚生内热,故午后潮热,手足心热;热则迫血妄行,故咳嗽带血;肺阴更伤,则口渴咽干;舌红,面青无华,鼻色黯青为胸中有饮,为阴虚之象。

治则:滋阴润燥,润肺止咳。

处方:补肾10分钟,揉二马5分钟,清板门3分钟,揉小天心3分钟,清肺2分钟,揉小横纹3分钟,逆运内八卦3分钟,清补脾5分钟,掐揉足三里2分钟,清四横纹2分钟,清天河水2分钟。

4.肺虚久咳

症状:咳而无力,痰白清稀,面色㿠白,气短懒语,语声低微,喜温畏寒,体虚多汗,舌质淡嫩。

症状分析:肺为气之主,肺虚则气无所主,故咳而无力,气短懒语,语声低微;肺气虚弱,卫外不固,故喜温畏寒多汗,面色㿠白;肺虚及脾,则水湿不能运化,故痰白清稀;舌淡嫩,属肺脾虚象。

治则:健脾补肺益气。

处方:补脾10分钟,补肺3分钟(只用2~3天),揉足三里2分钟,推上三关1分钟,补肾5分钟,揉二马3分钟,揉外劳3分钟,揉肾顶3分钟。配以逆运内八卦3分钟,清四横纹2分钟,清天河水2分钟。

第三节　小 儿 惊 风

一、概述

惊风是指小儿时期常见的一种以抽搐、伴神昏为特征的证候，又称"惊厥"，俗称"抽风"；临床以全身或局部肌肉抽搐为主要表现，常伴有神志不清，是小儿常见症。一年四季均可发生，一般以 1~5 岁的小儿多见，年龄越小，发病率越高，且病情亦重，变化亦快，常威胁生命，故被列为中医儿科四大症之一。

惊风的症状，临床常有八候之说，即搐、搦、颤、掣、反、引、窜、视。八候的出现表示惊风在发作，但惊风发作之时，不一定八候都有。发作时急、慢强度不同，由于发病有急有缓，症状表现有虚、实、寒、热之不同，故可分为急惊风和慢惊风两类。凡病急暴，属阳属实者，统称急惊风；久病中虚，属阴属虚者，统称慢惊风。慢惊风中若出现纯阴无阳的危重证候，可称慢脾风。

二、小儿推拿治疗

(一)外感惊风

1.感受风邪(风热)

症状：多见于冬春季节，起病急，面色青带滞色，乍青乍赤，症见发热、头痛、咳嗽、流涕、咽红、烦躁、神昏、惊厥，舌苔薄黄。

症状分析：风热之邪郁于肌表，故发热；风邪上扰，则头痛；风邪侵肺，则咳嗽、流涕；风热上熏咽喉，则咽红；热甚风动，故烦躁、神昏、惊厥，舌苔薄黄。

治则：疏风清热，息风镇静。

处方：醒神可选用掐人中、老龙、十宣、仆参、精宁、威灵等；再加息风可揉小天心 3 分钟，分阴阳(阴重)2 分钟，补肾 7 分钟，揉二马 3 分钟，大清天河水 2 分钟。祛外邪可揉小天心 3 分钟，揉乙窝风 5 分钟，清板门 3 分钟，清肺 3 分钟，揉小横纹 2 分钟，退六腑 1 分钟，水底捞明月 1 分钟。配以清补脾 3 分钟，逆运内八卦 3 分钟，推四横纹 2 分钟。

辨证加减：咽红肿、疼痛、体温高而不退，可在大椎、少商穴点刺出血后加局部捏挤出血，除瘀。止抽、角弓反张，拿或按双膝眼；向前仆，拿委中；足外翻，拿太溪；足内翻，拿悬钟等。

若风寒束表,郁而化热,上穴改为揉小天心3分钟,揉乙窝风2分钟,补肾5分钟,清板门5分钟,分阴阳2分钟,清肺3分钟,逆运内八卦3分钟,揉小横纹1分钟,清天河水1分钟,可解表清热。镇静穴同上,可根据病情选穴。

2.感受暑邪

症状:多见于盛夏季节,起病急,症见壮热多汗,头痛项强,双目斜视或直视,恶心呕吐,烦躁嗜睡,牙关紧闭,角弓反张,四肢抽搐,舌红苔黄腻(病情重者高热不退、神昏、反复抽搐等,要中西医结合治疗)。

症状分析:暑热之邪炽盛,郁蒸于外,故壮热多汗;上扰清阳,故头痛项强;阳明热盛,胃降失和,故恶心呕吐;暑邪伤心,神明无主,故昏沉嗜睡或烦躁不安;热盛伤津,筋脉失其濡养,则肝风内动,故四肢抽搐,惊厥不已,舌苔黄腻。

治则:开窍醒神,镇惊止抽,清热祛湿。

处方:先开窍醒神、止抽镇惊,穴位同前。醒神后,继清热祛暑,捏挤曲池紫红为宜,掐合谷5~8次,揉小天心3分钟,揉乙窝风3分钟,清肺3分钟,分阴阳、清补脾各5分钟,逆运内八卦3分钟,清四横纹2分钟,补肾3分钟,清板门5分钟,水底捞明月1分钟,退六腑2分钟,掐揉颊车5~7次,掐揉膊阳池5~7次,捣小天心2分钟。

(二)痰食惊风

症状:面黄青少华,山根青筋横截,鼻准色黯黄,鼻翼青白硬,鼻梁青黯浊,鼻唇沟周围青,纳呆,呕吐腹痛,便秘及痰多等,继而发热神呆,迅速出现昏迷痉厥,喉间痰鸣,腹部胀满,呼吸气粗,舌苔黄厚而腻。

症状分析:望诊面黄青少华,鼻准色黯黄,山根青筋横截,为伤乳食;鼻翼青白硬,为待吐。纳呆、呕吐腹痛,便秘,舌苔厚腻,为伤食的主症;乳食结于胃肠,谷反为滞,气机不利,腹部胀满,呼吸气粗,又复郁而生热;运化不健,易于生痰,痰热上壅,则激动肝风,故神昏痉厥。

治则:消食导滞,涤痰镇惊。

处方:先开窍息风。清补脾7分钟,清板门5分钟,逆运内八卦3分钟,清四横纹2分钟,水底捞明月1分钟,清肺2分钟,合阴阳2分钟,揉丰隆2分钟。配以清大肠3分钟,分腹阴阳、点中脘、点天枢、摩腹(泻法)、点气海、按弦走搓摩各1分钟,掐肾经一节0.5分钟。

(三)惊恐痉厥

症状:面色乍青乍赤,频频惊惕不安,惊哭惊叫,甚至惊厥,偶有发热,大便色青、黏、无味,舌无特殊变化。

症状分析:小儿神气怯弱,易受惊吓,心气受损,真火不安本位,上越于面,故面乍青乍赤;肝主筋脉,其色青,故出现筋肉抽掣、跳动,面色泛青,大便色青、黏。

治则:镇惊安神。

处方:揉小天心 10 分钟,分阴阳 2 分钟,补肾水 5 分钟,大清天河水 2 分钟,掐五指节每个 5～7 次。配以清补脾 5 分钟,逆运内八卦 3 分钟,清四横纹 2 分钟,揉外劳 3 分钟,清大肠 3 分钟。

急惊风的治疗,必须审病求因,把握病机,分清主次。急惊来之凶猛,多属实属热。但少数儿正气虚弱,阳气不足,病程中往往出现昏迷不醒、四肢厥冷、面色苍白、气息微弱、额头冷汗、便泻、四肢抽搐等,是为厥脱。尤其感受暑邪者,更易发生,此时应抓紧时间入院治疗,以免误诊(速加补脾、补肾各 10 分钟,手法要轻慢,有助于稳定病情)。

(四)慢惊风

1.土虚木亢

症状:形神疲惫,面色萎黄,不欲饮水,嗜睡露睛,大便稀薄、色青绿,时有腹鸣,四肢不温,足跗及面部轻度浮肿,神志不清,不时抽搐,舌质淡、苔白。

症状分析:久泻伤阳,脾阳伤则形神疲惫,面色萎黄;阳衰则寒湿内生,故大便稀薄、色渐青绿,腹中鸣响,甚至肢冷浮肿;土弱则木乘,故时作抽搐,嗜睡露睛;苔白质淡,为脾阳虚弱之象。

治则:温运脾阳,扶土抑木。

处方:补脾 10 分钟,推上三关 3 分钟,清板门 5 分钟,揉小天心 3 分钟,分阴阳 3 分钟,平肝 3 分钟,补肾 5 分钟,清天河水 2 分钟,逆运内八卦 3 分钟,清四横纹 2 分钟,揉外劳 2 分钟,清补大肠 1 分钟。

症状加减:浮肿重者,可加清小肠,因浮肿可能为病后营养不足或电解质紊乱所致,故治疗不可仅用泻法,而应以扶正为主。

2.脾肾阳衰

症状:面色㿠白或灰滞,囟门低陷,精神极度萎靡,沉睡或昏迷,口鼻气冷,额汗涔涔,抚之不温,四肢厥冷,手足蠕动或震颤,大便澄澈清冷,舌质淡,舌苔薄白。

症状分析:脾主运化,须依赖肾之命门火温煦,才能发挥其健运功能,而肾阳又需依赖脾阳运化水谷精微方可不断补充和化生,故脾阳损伤到一定程度时,必殃及肾之真阳。肾阳衰微则元气虚弱,火不生土,寒水上泛,故面色㿠白或灰滞、舌苔薄白;阳气不足,故口鼻气冷、四肢厥冷、额汗涔涔、抚之不温,甚至沉睡昏迷。此即所谓"纯阴无阳"的慢脾风证。其实质是阴盛阳衰,属于慢惊风后期,气阳衰竭的危重阶段,病情重,应速行中西医结合治疗,以提高疗效。

治则:温补脾肾,回阳救逆。

处方:补脾10分钟,补肾8分钟,揉二马3分钟,推上三关2分钟,揉小天心5分钟,揉外劳3分钟,掐精宁威灵、拿列缺各3～5次,掐印堂、山根、延年、素髎、人中、承浆各2～3下。

3.阴虚风动(肝肾阴亏)

症状:虚烦疲惫,面色潮红,身热消瘦,手足心热,肢冷拘急或强直,时有抽搐,大便干结,舌光无苔、质绛少津。

症状分析:此由急惊风或他病经久不愈而来,热久伤阴,肝肾之阴不足,阴虚则生内热,故见虚烦低热,形疲神衰,下午面潮红;阴虚不能潜阳,水不涵木,筋脉失养,故肢体痉挛,时有抽搐,手足心热,大便干结;舌光红绛,少津,为阴液干涸之象。

治则:育阴潜阳,滋水涵木。

处方:育胃、肝、肾之阴。补肾7分钟,揉二马3分钟,揉小天心3分钟,分阴阳3分钟,清板门5分钟,补脾5分钟,推上三关2分钟,逆运内八卦3分钟,清四横纹2分钟,平肝肺3分钟,清大肠3分钟,揉肾顶2分钟,清天河水1分钟。

第四节 小 儿 麻 痹

一、概述

小儿麻痹起病急,初期有发热,肢体疼痛,伴咽痛、咳嗽、呕吐、腹泻等症状;继而肌肉松弛,肢体软弱无力;进而肢体瘫痪,后期出现肌肉萎缩、骨骼畸形等。若不能恢复称小儿麻痹后遗症。本病为一种急性传染病,前人又称"软脚瘟""萎证""小儿中风"等。本病一年四季均可发病,夏秋季为发病高峰,一般预后良好,但重症及并发症预后不良,甚至可导致瘫痪、肢体畸形。病后可获终生免疫。

二、小儿推拿治疗

(一)邪郁肺胃(初发期)

症状:与感冒相似,有发热出汗,咳嗽流涕,咽红疼痛、全身不适,头痛纳呆,呕吐或腹痛腹泻,精神不振,烦躁不安或嗜睡,持续 2~3 天,舌质偏红,苔薄白或薄黄腻。

症状分析:发病初期,邪犯肺胃,肺主气,为五脏六腑之华盖,外邪内侵首先犯肺,则肺失清肃,出现发热、咳嗽、头痛、汗出、全身不适等表证;外邪犯胃,又有胃热里证,则胃失和降,故见恶心呕吐、腹痛腹泻等;其感邪性质为风湿热兼而为患,与外感风热有别,是为辨证特征。

治则:清热解表,疏风利湿。

处方:揉小天心 3 分钟,揉乙窝风 3 分钟,补肾 5 分钟,清板门 5 分钟,分阴阳 2 分钟,清天河水 2 分钟,清肺 3 分钟,清补脾 5 分钟,清小肠 3 分钟。

症状加减:恶心呕吐加逆运内八卦、清四横纹、下推天柱骨。咳嗽头痛加掐攒竹、鱼腰、丝竹空,咳嗽重的多揉小天心、清补脾、清肺、逆运内八卦;痰多按揉丰隆、补脾、补肾、合阴阳、大清天河水。纳呆多清补脾、逆运内八卦、清四横纹。腹痛加乙窝风(中指揉)、外劳宫,点或捏挤神厥四个点(上下左右),拿肚角。腹泻加逆运八卦、揉外劳宫、清小肠、清补大肠。出汗多加补脾、揉肾顶。

(二)邪注经络(瘫痪期)

症状:一般在肺胃症状消失后的 3~5 天,发热又起(又称双峰热),患儿肢体疼痛,转侧不利,哭闹不安,拒抱,出现肢体瘫痪,其部位不定,常以下肢多见,单、双侧均有,单侧多于双侧,关节出现假脱白,面部瘫则口眼歪斜,瘫痪部位的皮温较健侧低,腹部瘫则在哭闹时可发现腹部明显膨隆。如病及膀胱,可使小便癃闭或失禁,轻证可能在 1~2 周逐渐恢复,一般为时 1~3 个月而恢复;重者为期缓慢,或不能恢复,留有病残。

症状分析:热退复起,为湿热内蕴,热去湿存,湿多化热,风邪疫毒入注经络,流窜肢体,则肌肉疼痛,拒绝抚抱;经络受阻,气血运行不畅,则筋萎肉痹,渐致成瘫;由于气血不能温养,故患侧肌肉不温;膀胱为州都之官,痹则气化失司,因此产生尿潴留或小便失禁,轻证经及时调治,在短期内逐渐恢复,重证气血痹阻,筋脉失养,不宜恢复。

治则:清热利湿,疏通经络。

处方:揉小天心 3 分钟,分阴阳 2 分钟,补肾 5 分钟,揉二马 3 分钟,清天河水 2 分钟,退六腑 3 分钟,清补脾 5 分钟,推上三关 2 分钟,逆运内八卦 3 分钟,清四横纹 2 分钟。有尿潴留者,可加推箕门、拨龙头适量。

(三)气虚血滞(瘫痪后期)

症状:热退肢体麻痹,主要为痿软无力,瘫痪多在 6 个月以内有一定恢复。如症状没能恢复,患者面黄肌瘦,神委易汗,局部瘫痪时久,患处软弱无力,肌肉萎缩或肢体短瘦、畸形,形成顽固性瘫痪,常见有脊椎侧弯、肩关节松脱、膝过伸、足内外翻、马蹄足等畸形。

症状分析:久病体虚,损及肝肾,肝主筋,肾主骨,精血不足,不能濡养筋骨,筋骨失于濡养,故肢体畸形;久病体虚伤及脾,故见面黄、神委易汗、痿软等。

治则:补益肝肾脾,温通经络,矫正畸形。

处方:补肾 10 分钟,揉二马 2 分钟,补脾 8 分钟,推上三关 3 分钟,揉小天心 3 分钟,清肝、揉肾纹、肾顶各 2 分钟,清天河水 1 分钟。配以逆运内八卦 3 分钟,清四横纹 2 分钟,下肢肌瘦及皮温低的加拿列缺 3～5 次,抽搐加拿精宁、威灵各 3～5 次。

第五节　小儿厌食

一、概述

厌食是指在较长时间内见食不贪、食欲缺乏、厌恶进食的病症,是小儿常见病之一。城市小儿较多见,各年龄组均可发病,尤其 1～6 岁多见,发病没有明显季节性。但夏季暑湿当令,易于困遏脾气,使其症状加重。本病是由于饮食喂养不当,导致脾胃不和,脾运胃纳失职。厌食儿一般精神状态均较正常,病程长者常有面色少华、身体消瘦等症状,但与疳病的脾气急躁并精神萎靡症状不同,一般预后良好。但长期不愈会使气血生化乏源,易感受外邪,可合并虚证,日久见消瘦或转化为其他病症,因此要积极治疗。

二、小儿推拿治疗

(一)脾运失健

症状:厌恶进食,食不知味,常伴有嗳气、胸闷脘痞,大便不畅,若强迫进食或偶有多食则脘腹胀满,舌淡苔薄或微黄。

症状分析:患儿脾胃失健,喂养不当或湿浊困遏脾气,使脾气失展,胃纳不开,发为厌食。胃纳功能降低,运化纳食功能下降,则消化能力下降,出现以上症状。

治则:调和脾胃,助运化。

处方:揉小天心 2 分钟,清补脾 3 分钟,逆运内八卦 2 分钟,清四横纹 2 分钟,揉乙窝风 2 分(中指揉),分腹阴阳 1 分钟,点中脘 1 分钟,点天枢 1 分钟,摩腹顺逆各 1 分钟。

(二)脾胃气虚

症状:以不思饮食,食不知味,形体消瘦为主,面色少华,精神不振,食少便多,大便入水即散,内夹有未消化的食物,患儿易出汗,易患外感,舌体胖嫩,舌质淡,苔薄白。

症状分析:因脾胃气虚,受纳、运化功能降低,故出现厌食,不思饮食,时久形体消瘦,面色少华,精神不振,食量少,消化、吸收差,大便水冲即散,内有未消化的食物残渣;气血生化无源,腠理不固,故易出汗、易感冒;舌体胖嫩,舌质淡,苔薄白,为脾胃气虚之象。

治则:健脾益气,佐以助运。

处方:清补脾 4 分钟,清板门 3 分钟,揉小天心 2 分钟,逆运内八卦 3 分钟,清四横纹 2 分钟,揉乙窝风(中指)2 分钟,揉外劳 3 分钟,补肾 5 分钟,揉二马 2 分钟,清天河水 1 分钟。

(三)脾胃阴虚

症状:不思饮食,食少饮多,口舌干燥,大便偏干,小便色黄,面色少华,皮肤不润,舌红少津,苔少或花剥。

症状分析:脾为阴土,喜燥而恶湿,得阳则运;胃为阳土,喜润而恶燥,以阴为用。脾胃阴虚,失于濡润,纳运失常致厌食,见不思饮食,食少饮多,口干舌燥,大便偏干,小便赤,面色少华,皮肤不润,舌红少津,苔少或花剥。

治则:滋脾养胃阴,佐以助运。

处方:清补脾 3 分钟,清板门 3 分钟,分阴阳 2 分钟,清肺 2 分钟,补肾 5 分钟,揉二马 2 分钟,逆运内八卦 3 分钟,清四横纹 2 分钟,掐揉足三里 5～7 次,清天河水 1 分钟。

第六节 小 儿 呕 吐

一、概述

小儿呕吐是一种常见的消化系统病证,很多疾病过程中均可出现;由于胃失和降、气逆于上所致,以乳食由胃经口而出为特征。古人将有声有物谓之呕,有物无声谓之吐,有声无物谓之哕。由于呕、吐同时发生,故合称呕吐。本病无年龄与季节区别,多以夏秋为多见。外感、内伤、惊吓及其他脏腑疾病等,均可导致脾胃功能紊乱而致呕吐。如能及时治疗,预后良好。经常或长期呕吐会损伤胃气,使胃纳失常,导致津液耗损,气血亏虚。

二、小儿推拿治疗

(一)伤食呕吐

症状:口吐乳块或宿食,气味酸馊,嗳腐吐酸,口气秽臭,不欲饮食,腹痛腹胀,身有潮热,大便酸臭或溏或秘,面色微黄,山根青筋横截,鼻准色泽俱差,鼻翼青白硬,鼻唇沟青,唇色正常,舌苔薄腻或微黄。此为乳食积滞中脘,胃不受纳。

症状分析:乳食不节,积滞中脘,升降失调,气逆于上,故见呕吐不消化之食物;胃不腐熟,脾失运化,宿食停积,故口气臭秽,呕吐酸馊或泄下酸臭;有形之物,阻滞于中,气机不畅,脾为食困,故不思饮食,乳食内停,腹胀腹痛。鼻准色泽俱差,鼻翼色青白而硬,鼻唇沟青,唇色正常,为伤食表现。舌苔薄腻或微黄,系伤乳食吐之症。

治则:消食导积,调中降逆。

处方:揉小天心3分钟,清板门4分钟,逆运内八卦3分钟,清四横纹2分钟,分阴阳2分钟,清补脾5分钟,清肺3分钟,清大肠3分钟,清天河水2分钟,推天柱骨2分钟。

(二)寒吐

症状:吐物不化或清稀不臭,起病缓,病程长,时吐时止,吐时少而吐物多,朝食暮吐,暮食朝吐,形寒肢冷,腹痛绵绵,神疲或腹鸣伴作泻,泻物清稀,面色青或㿠白,鼻色黯无泽,鼻翼色青白而硬,唇白。如见面滞,为风寒呕吐。

症状分析:脾胃素弱,体虚中寒则脾阳失调,故食入即吐,吐物稀薄或吐不消化之乳食,腹痛绵绵;寒邪内着,客于胃肠,气机凝聚不通,中阳被困,则不能腐熟水谷,故吐出之物无味;鼻色黯无光泽,鼻翼色青白而硬,唇白,为寒吐之证。

治则:温中降逆,调中止呕。

处方:补脾 5 分钟,揉乙窝风 2 分钟,揉外劳 3 分钟,掐揉足三里 5~7 次,分阴阳(阳重)3 分钟,清板门 3 分钟,逆运内八卦 3 分钟,清四横纹 2 分钟,推天柱骨 2 分钟,清天河水 1 分钟。

(三)热吐

症状:食入即吐,吐物如黄黏水,酸臭或苦味,多似喷射性,吐时多,出物少,口渴喜冷饮,烦躁少寝,小便短赤,身热面赤,鼻准色稍红燥,鼻翼色淡黄而硬,唇干赤,舌红苔黄。

症状分析:胃有结热,热则生火,故食入即吐,呕吐气秽;热结胃中,耗伤津液,故身热烦躁,口渴喜饮,唇干赤,小便短赤,身热面赤,鼻准色稍红燥,鼻翼色淡黄而硬,舌红苔黄等。

治则:清热和胃,降逆止呕。

处方:揉小天心 3 分钟,清补脾 5 分钟,清板门 5 分钟,逆运内八卦 3 分钟,清四横纹 4 分钟,退六腑 3 分钟,补肾 5 分钟,揉二马 2 分钟,分阴阳 2 分钟(阴重),大清天河水 2 分钟。配以清肺 3 分钟,泻大肠 3 分钟,推天柱骨 2 分钟。

(四)惊吐

症状:暴发性频吐清涎,身热心烦,胸胁胀痛,神志紧张或郁闷,惊哭惊叫,睡卧不宁,面乍青乍白,额及承浆色青,舌红。

症状分析:小儿神志怯弱,元气未充,骤受惊恐,或神志失和,使心气受损,故心神不宁,睡卧不安,面乍青乍白;惊则气乱,恐则气下,气机暴乱,故时时惊惕哭闹;肝气犯胃,则呕吐清涎。

治则:镇静镇惊,和胃止吐。

处方:揉小天心 3 分钟,分阴阳 2 分钟,补肾 5 分钟,揉二马 3 分钟,大清天河水 3 分钟,清板门 3 分钟,逆运内八卦 3 分钟,清四横纹 2 分钟,推天柱骨 2 分钟。配以掐揉五指节 5~6 次。

第七节 小 儿 积 滞

一、概述

积滞是指小儿内伤乳食,停滞中焦,积而不化,气滞不行所形成的一种脾胃疾病;以不思乳食,腹部胀满,食而不化,嗳腐呕吐,大便酸臭或便秘为特征。本病一年四季均可发生,以夏秋季多见。暑湿易于困遏脾气,发病率略高。小儿各年龄组均可发病,以婴幼儿多见,预后良好。

积滞与伤乳、伤食、疳证关系密切。伤乳食,经久不愈,病情进展,可变成积;积久不消,迁延失治,影响小儿的营养和生长发育,形体日渐羸瘦,可转化成疳。故前人有"积为疳之母,无积不成疳"之说。

二、小儿推拿治疗

(一)乳食内积

症状:面黄肌瘦,山根青筋横截,色深黯,烦躁哭闹,夜卧不安,伤乳食则呕吐乳片、口中有乳酸味,食欲缺乏或呕吐酸馊,腹胀或疼痛,小便短黄或如米泔,大便酸臭、溏薄或便秘,或兼低热,舌红苔腻。

症状分析:乳食内积,气机郁结,故腹胀或疼痛;胃肠不适,则睡卧不安,烦躁哭闹;胃气上逆,则呕吐酸馊;中焦积滞,则食欲缺乏;腐秽壅结,化热化湿,则大便酸臭或稀溏或秘结,小便短黄或如米泔、或兼发低热,舌红苔腻;山根青筋横截,色深黯,多为积滞实证。

治则:消食导积滞,和中健脾胃。

处方:揉小天心3分钟,清补脾5分钟,清板门5分钟,逆运内八卦3分钟,清四横纹2分钟,清肺3分钟,清大肠3分钟,清天河水1分钟。配以分腹阴阳、点中脘、点天枢(双)、摩腹(泻法)各2分钟,掐揉足三里5~7次。

推2~3次后症状好转,改为和中健脾胃,分阴阳2分钟,补脾5分钟,推上三关3分钟,补肾水5分钟,揉二马3分钟,清板门5分钟,逆运内八卦3分钟,清四横纹2分钟,揉外劳3分钟,补大肠3分钟,清天河水1分钟。

(二)脾虚夹积

症状:面色萎黄,鼻准黯晦,鼻翼色青白而硬,困倦无力,夜卧不安,不思饮食,食则饱胀,腹满喜按,呕吐酸馊,大便稀溏、酸臭,唇舌色淡,舌苔薄白或腻。

症状分析:脾胃虚弱,中气不运,不能化生精微,气血俱虚,故面黄困倦、唇舌色淡;脾阳不振,运化失职,乳食积滞,气机失畅,故不思饮食,食则饱胀,腹满喜按,呕吐酸馊,大便溏薄酸臭。

治则:健脾助运,消补兼施。

处方:补脾5分钟,推上三关3分钟,分阴阳2分钟,逆运内八卦3分钟,清四横纹2分钟,揉外劳3分钟,清大肠3分钟,清天河水2分钟。配以补肾5分钟,清板门3分钟,分腹阴阳2分钟,点中脘、天枢各1分钟,摩腹顺逆各1分钟。

第八节　小儿泄泻

一、概述

泄泻是以大便次数、数量增多,便质稀薄,甚如水样为特征的一种小儿常见病。一年四季均可发病,以夏秋季占多数,因夏秋季小儿脾胃易被暑湿、风寒和饮食所伤,故易患泄泻。年龄越小,发病率越高且越重。

二、小儿推拿治疗

(一)外感泄泻

1.湿热泻

症状:起病急,面赤带滞色,泻势急迫,便下稀薄或蛋花汤样便,色黄而气味秽臭或夹黏液,肛门灼红,发热烦闹,口渴喜饮,腹痛,阵发性哭闹,恶心呕吐,食欲减退,小便黄少,舌质红,苔黄腻,重者有脱水症。

症状分析:外感湿热之邪,蕴结脾胃,下注大肠,传化失职,故泻下稀薄或如水注;湿性黏腻,热性急迫,湿热交蒸,蕴结肠胃气机,故见泻下色黄而臭或见少许黏液,腹部时痛;湿热困脾,则食欲缺乏。若伴外感,可见发热;热重于湿者,见口渴苔黄;湿热在下,故见小便短赤。

治则:解表清热,和中化湿止泻。

处方:揉小天心3分钟,揉乙窝风2分钟,清肺3分钟,清板门5分钟,补肾

5分钟,清天河水2分钟,分阴阳2分钟(阴重),清补脾4分钟,逆运内八卦3分钟,清四横纹2分钟,清小肠3分钟,清大肠2分钟,推天柱骨1分钟,推下七节骨1分钟(推1~2次后停用)。

此型泄泻,最易出现脱水、酸中毒,所以临床应特别注意,以免误诊。

2.风寒泻

症状:面带滞色,泻物清稀多泡沫,便色淡黄,臭气不重,肠鸣腹痛,喜按喜暖,常见鼻塞,怕冷怕寒或发热恶寒,唇舌色淡,舌苔薄白或腻。

症状分析:调护失宜,因外感风寒或腹部受凉,寒邪客于胃肠,寒凝气滞,中阳被困,运化失司,故见腹泻清稀,粪多泡沫,臭气不重;风寒郁阻,气机不易宣通,故见肠鸣腹痛;外感风寒,邪在卫表,则见发热恶寒,面带滞色。

治则:解表清热,温中散寒,调中止泻。

处方:揉小天心3分钟,揉乙窝风4分钟,分阴阳2分钟,补脾5分钟,揉外劳3分钟,逆运内八卦3分钟,清四横纹2分钟,推上三关2分钟,清补大肠3分钟,掐揉足三里3~5次,揉龟尾1分钟。

(二)食伤泄泻

症状:脘腹胀满,面色微黄,山根青筋横截,鼻准色黯无泽,鼻翼色青白而硬,肚腹作痛,痛时欲泻,泻后痛减,粪便酸臭或臭如败卵,夜卧不安,舌苔白腻或微黄。

症状分析:乳食入胃,停积不化,壅积胃肠,气机不畅,故见脘腹胀满,不通则痛,痛则欲泻,泻后痛减(气机通畅,故腹痛暂缓);乳食内腐,气秽上冲,故舌苔微黄或白腻,大便臭或如败卵等;望诊见面黄、山根青筋横截、鼻准色黯无泽、鼻翼色青白而硬,皆是乳食积滞之证。

治则:消食导滞,调中止泻。

处方:清补脾5分钟,清板门4分钟,逆运内八卦3分钟,清四横纹2分钟,清大肠3分钟,清天河水2分钟,分腹阴阳2分钟,点中脘1分钟,点天枢1分钟,摩腹(泻法)2分钟。

(三)正虚泻

1.脾胃气虚泻

症状:病情迁延,时轻时重或时发时止,大便稀溏,色淡不臭,夹未消化之食物残渣,食后即泻,多食则脘腹胀硬、多便,食欲缺乏、个别患儿食欲亢进,面色萎黄,甚至发黄成绺,鼻准、鼻翼色黯无泽,神疲倦怠,睡时露睛,形体消瘦,舌质淡,苔薄白。

症状分析:脾胃虚弱,则清阳不升,运化失职,故大便稀溏,色淡不臭,时轻时重;运化无权,故食后作泻,食欲缺乏;脾虚不运,精微不布,生化无源,气血不足,故见面色萎黄,神疲倦怠,舌淡苔白,且易反复发作,发黄成绺。

治则:健脾益气,温阳止泻。

处方:补脾5分钟,推上三关2分钟,清板门5分钟,揉乙窝风2分钟,揉外劳3分钟,补肾水5分钟,揉二马3分钟,清天河水1分钟。配以逆运内八卦3分钟,清四横纹2分钟,补大肠2分钟,掐揉足三里3～5次。

症状加减:纳亢的,逆运内八卦改为顺运内八卦;泄泻好转后,改为捏脊疗法,每天1次,14天为1个疗程,一般1个疗程后休息3～5天,再继续第2个疗程或根据病情而定。

2.脾肾阳虚泻

症状:久泻不止,入食即泻,便质稀薄,完谷不化或见脱肛,形寒肢冷,面色㿠白,鼻色黯无泽,精神萎靡,睡时露睛,舌淡苔白。

症状分析:久泻不止,脾肾阳虚,命门火不足,不能温煦脾土,故食入即泻,便色清稀,完谷不化;脾虚气陷,或见脱肛;命门火衰,阳不温布,阴寒内生,故形寒肢冷、面色㿠白;鼻色黯无泽,精神萎靡,睡时露睛,舌淡苔白,皆为脾肾阳虚之证。

治则:补脾温肾,温中提气止泻。

处方:补脾8分钟,推上三关3分钟,补肾水5分钟,揉二马2分钟,揉乙窝风3分钟,揉外劳3分钟,清板门3分钟,逆运内八卦3分钟,清补大肠3分钟,清天河水1分钟。配以清四横纹2分钟,掐揉足三里3～5次。

症状加减:有脱肛者,加按揉百会、猿猴摘果、揉关元、揉龟尾。

3.惊泻

症状:面色青或乍青乍白,上额及承浆青尤著,胸腹胀满,嗳气少食,肠鸣腹痛,时作啼哭,腹痛则泻、泻后痛减,睡中惊惕不安,唇淡,苔薄白。

症状分析:小儿神气怯弱,突闻异声,乍见异物或不慎跌仆,暴受惊恐,惊则伤神,恐则伤志而致神志不宁,加之小儿脾胃虚弱,易发泄泻;惊属肝,肝属青,以印堂及承浆为著;肝气不舒,则胸腹满闷,嗳气少食,肠鸣腹痛,痛则即泻,泻后痛减。

治则:安神镇惊,调中止泻。

处方:揉小天心4分钟,分阴阳3分钟,补肾6分钟,揉二马3分钟,大清天河水2分钟,补脾5分钟,清板门3分钟,逆运内八卦3分钟,清四横纹2分钟,揉外劳3分钟,清大肠3分钟。

(四)重证

气阴两伤、阴竭阳脱者,为重症,必须中西医结合治疗,以提高疗效。

第九节 小儿便秘

一、概述

便秘是指大便干燥坚硬,便结不通,排便次数减少,间隔时间延长或虽便意频而排便困难的一种病症,也称便闭、便结、大便不通。便秘可作为一种独立病变,也可继发于其他疾病。本病在儿科发病率较高,可见于任何年龄段及任何季节。便秘日久会导致腑气不通,浊阴不降,引起腹胀、腹痛、头晕、食欲减退,睡眠不安等,个别小儿由于便时努挣,会引起肛裂或脱肛,要注意抓紧治疗。

二、小儿推拿治疗

(一)实秘

1.食积便秘

症状:大便秘结,面黄青,鼻色黯无泽,鼻翼色青白而硬,鼻唇沟青,不思饮食,脘腹胀满,恶心呕吐,手足心热,小便短黄,苔黄腻。

症状分析:乳食停滞胃肠,阻塞气机,故见不思饮食,脘腹胀满;食停中焦,久而成积,积久化热,积热蕴结而致肠腑传导失常,引起便秘;热移膀胱,则小便短黄。

治则:消积导滞,清热化湿。

处方:揉小天心3分钟,清补脾5分钟,清板门5分钟,逆运内八卦3分钟,清四横纹2分钟,清肺3分钟,清大肠3分钟,退六腑3分钟,清天河水2分钟,揉膊阳池1分钟。

随症加减:有呕吐,加推天柱骨。

2.燥热便秘

症状:大便干结,排便困难,重者秘结不通,面红身热,口干口臭,腹胀或痛,小便短赤或口舌生疮,舌质红,苔黄燥。

症状分析:患热病后,余热未除;或素食肥甘炙煿之品化热;或胎热内盛,蕴于肠腑,导致传导失调而致便秘不通,循经上口则口干、口臭、口疮,下移膀胱则小便短赤。

治则:清热润肠通便。

处方:揉小天心3分钟,清板门5分钟,清补脾5分钟,退六腑3分钟,泻大肠5分钟,大清天河水3分钟。配以清肺2分钟,逆运内八卦3分钟,清四横纹3分钟,补肾5分钟,揉二马2分钟,揉膊阳池1分钟,分腹阴阳1分钟,点中脘1分钟,点天枢1分钟,摩腹(泻法)2分钟。

3.气滞便秘

症状:多见于年长儿有情志不畅或素体活动量少者,大便秘结,欲便不及,嗳气频作,胁腹痞闷,胀痛,舌质红,苔薄白。

症状分析:较大儿有思维,遇到不顺心事,情志不和而致心情怫郁,导致肝气不畅,横逆犯胃,气机阻碍,运化功能紊乱,致便秘或欲便不及,嗳气频作,胁腹痞满、胀痛等,舌红、苔薄白。

治则:疏肝理气,导滞通便。

处方:揉小天心5分钟,补肾5分钟,平肝肺2分钟,分阴阳3分钟,清补脾5分钟,清板门5分钟,逆运内八卦3分钟,清四横纹3分钟,清大肠2分钟,退六腑2分钟,清天河水1分钟。配以分腹阴阳2分钟,点中脘2分钟,点天枢2分钟,摩腹2分钟,加揉背部膈俞、三焦俞、大肠俞、胃俞、脾俞、肾俞各1分钟。

(二)虚秘

1.气虚便秘

症状:常见于先天不足儿及病后未愈者,面色㿠白,鼻准色黯无泽,虽有便意,但努挣乏力,难以排出,挣则汗出气短,便后疲乏,神疲懒言,舌淡苔薄,伴全身气虚征象。

症状分析:因小儿气虚传导无力,故大便不下,有便意,努挣或便后乏力。面色㿠白,神疲懒言,舌淡,苔薄,均为气虚征象。

治则:健脾益气,温阳通便。

处方:补脾5分钟,补肾5分钟,揉二马3分钟,补肺2分钟,推上三关3分钟,揉外劳3分钟,清板门5分钟,逆运内八卦3分钟,清四横纹3分钟,清大肠3分钟,退六腑2分钟。配以分腹阴阳、点中脘、点天枢、摩腹(平)各1分钟,揉背部脾俞、胃俞、三焦俞、大肠俞各0.5分钟,清天河水1分钟。

随症加减：气虚下陷者，症见多次去厕所而努责，肛门坠迫，甚至脱肛，治当补中益气，气虚日久需兼补肾、揉二马以大补元气；病久及肾，肾阳不足，阴寒内生，温煦无权，不能蒸化津液，温润肠道，症见大便不干、排出困难、腹中冷痛、四肢不温，治宜温阳通便，加补脾、推上三关、揉外劳等。

2.血虚便秘

症状：气虚无力，面白无华，精神萎靡，大便干结，努挣难下，唇甲色淡，头晕心悸，舌淡嫩红，苔薄白。

症状分析：由于贫血，故出现贫血貌。

治则：养血润肠通便。

处方：揉小天心3分钟，补脾5分钟，推上三关2分钟，清板门5分钟，逆运内八卦3分钟，清四横纹2分钟，按揉足三里3～5次，补肾5分钟，揉二马3分钟。配以捏脊。

第十节 小 儿 遗 尿

一、概述

遗尿是指5岁以上小儿不能自控排尿，经常自遗、醒后方知的一种病症，又称尿床。5岁以下神经发育尚未健全，故不在其范围之内。本证无严重后果，但时久必影响小儿心身健康，故应及时治疗。现代中医明确指出"膀胱不约为遗尿"。历代医家均认为小儿遗尿多系虚寒所致，常用温补之法。

二、小儿推拿治疗

（一）下元虚寒

症状：睡中常遗，多者一夜数次，醒后方知，神疲乏力，面色苍白，肢凉怕冷，腰腿酸软，下肢无力，智力较同龄儿差，小便清长，舌苔较淡。

症状分析：肾气虚弱，膀胱虚冷，不能制约，故睡中常遗尿；肾虚真阳不足，命门火衰，故神疲乏力，面色苍白，肢凉怕冷；腰为肾府，肾主骨，肾虚则腰腿酸软；肾虚脑髓不足，故智力较差；下元虚寒，故小便清长，舌质淡。

治则：温补肾阳，固涩小便。

处方:补肾 8 分钟,揉二马 5 分钟,补脾 5 分钟,推上三关 2 分钟,揉外劳 3 分钟,分阴阳 2 分钟,按揉关元 1 分钟,掐揉足三里 5～7 次,掐揉曲骨、三阴交各 1 分钟。配以逆运内八卦 3 分钟,清四横纹 2 分钟,清天河水 1 分钟。

症状加减:下肢冷凉,上穴加拿列缺、揉膊阳池。

(二)脾肺气虚

症状:睡中遗尿,少气懒言,面色苍黄,鼻色黯欠泽,食欲缺乏,大便稀溏,自汗,舌质淡,苔薄白。

症状分析:脾肺气虚,上虚不能制下,故遗尿;肺气不足,则懒言、神疲乏力;脾肺气虚,则输布无权,气血不足,则面色苍黄;脾虚则运化失司,故食欲缺乏,大便溏薄;体虚不能固其表,故常自汗;舌质淡,鼻色黯欠泽为脾虚表现。

治则:补益脾肺,固涩小便。

处方:补脾 7 分钟,补肺 3 分钟,清板门 5 分钟,推上三关 3 分钟,揉外劳 3 分钟,逆运内八卦 2 分钟,清四横纹 2 分钟,补肾 5 分钟,揉二马 3 分钟。配以按揉关元 1 分钟,点揉曲骨 5～7 次,揉三阴交 1 分钟,按揉百会 2～5 次,揉肾顶 1 分钟,清天河水 1 分钟。

(三)肝经湿热

症状:尿量不多,但尿味腥臊,尿色较黄,平时性情急躁或夜间说胡话,乱语咬牙,唇红,苔黄。

症状分析:肝经郁热,蕴伏下焦,热迫膀胱,故睡中遗尿;湿热郁结膀胱,热灼津液,故尿腥臊、色黄,尿量短少;湿热内蕴,郁而化火,肝火偏亢,故性情急躁;肝火内扰心神,故梦语切齿;苔黄,为湿热内蕴所致。本证多见于脾气燥的小儿。

治则:泻肝清热,固涩止遗。

处方:揉小天心 3 分钟,补肾 7 分钟,揉二马 5 分钟,平肝 3 分钟,清板门 5 分钟,清天河水 2 分钟,清小肠 3 分钟,清肺 3 分钟,清补脾 5 分钟,揉关元 1 分钟,按揉三阴交 1 分钟,点曲骨 5～6 次,重揉肾俞、肝俞、胆俞各 1 分钟。配以逆运内八卦 3 分钟,清四横纹 2 分钟。

第六章　妇产科常见疾病的针灸推拿治疗

第一节　痛　经

妇女在行经前后或行经期间发生的周期性小腹疼痛称为痛经,以青年未婚者多见。

本证相当于西医学中的原发性痛经和继发性痛经,后者如子宫过度前倾和后倾、子宫颈狭窄、子宫内膜增厚、子宫异物、盆腔炎、子宫内膜异位症等所引起的痛经,均可参照本节辨证论治。

一、病因病机

本证多由情志所伤、六淫为害、气血亏虚、肝肾不足所致。

(一)气血瘀滞

患者平素多抑郁,致肝气不舒,气机不利,气滞则血瘀,胞宫受阻,经血流通不畅,不通则痛。

(二)寒湿凝滞

多因经期冒雨涉水,或贪凉饮冷,或久居湿地,风冷寒湿客于胞中,以致经血凝滞不畅,不通则痛。

(三)肝郁湿热

肝郁脾虚,水湿内生,郁而化火;或经期、产后调摄不当,湿热之邪蕴结胞中,流注冲任,湿热与经血相搏结,瘀滞而成痹阻,不通则痛。

(四)气血亏虚

禀赋不足,脾胃素虚,或大病久病,气血两亏,经期行经下血,血海空虚,冲任、胞宫濡养不足,不荣则痛。

(五)肝肾亏损

禀赋素弱,或多产房劳,损及肝肾,精亏血少,冲任不足,行经之后,精血更虚,胞脉失养而痛;若肾阳不足,冲任、胞宫失于温煦濡养,经行滞而不畅,亦致痛经。

二、辨证

(一)气血瘀滞

证候:经前或经期小腹胀痛拒按,或伴乳胁胀痛和经行量少不畅,色紫黑有块,块下痛减,舌紫暗或有瘀点,脉沉弦或涩。

治法:理气活血,化瘀止痛。

(二)寒湿凝滞

证候:经行小腹冷痛,得热则舒,经量少,色紫暗有块,伴形寒肢冷,小便清长,苔白,脉细或沉紧。

治法:温经暖宫,化瘀止痛。

(三)肝郁湿热

证候:经前或经期小腹疼痛,或痛及腰骶,或感腹内灼热,经行量多质稠,色鲜或紫,有小血块,时伴乳胁胀痛,大便干结,小便短赤,平素带下黄稠,舌红,苔黄腻,脉弦数。

治法:清热除湿,理气止痛。

(四)气血亏虚

证候:经期或经后小腹隐痛喜按,经行量少质稀,神疲肢倦,头晕眼花,心悸气短,舌淡,苔薄,脉细弦。

治法:益气养血,调经止痛。

(五)肝肾亏损

证候:经期或经后小腹绵绵作痛,经行量少,色红无块,腰膝酸软,头晕耳鸣,舌淡红,苔薄,脉细弦。

治法:补益肝肾,养血止痛。

三、针灸治疗

(一)刺灸

1.气血瘀滞

取穴:气海、次髎、太冲、三阴交、合谷。

随症配穴:乳胁胀痛甚者,加乳根。

刺灸方法:针用泻法,可加灸。

方义:气海、次髎、太冲理气活血,化瘀止痛。三阴交为调气血、化瘀滞的常用穴,配气海有理气化瘀止痛的作用。合谷配太冲为开"四关",能调气止痛。

2.寒湿凝滞

取穴:关元、中极、水道、地机。

随症配穴:小腹冷痛甚者,加次髎。湿重者,加阴陵泉。

刺灸方法:针用泻法,可加灸。

方义:关元温补元气,加灸可温经暖宫。中极、水道调理冲任,灸之可温经利湿。地机为脾经的郄穴,既可健脾利湿,又可调经理血止痛。

3.肝郁湿热

取穴:期门、中极、次髎、行间。

随症配穴:乳胁胀痛甚者,加阳陵泉、乳根。少腹热痛者,加蠡沟、血海。大便干结者,加支沟。

刺灸方法:针用泻法。

方义:期门疏肝解郁,清热利湿。中极、次髎能清热除湿,调理冲任。行间为肝经荥穴,可疏肝凉肝,清利湿热。

4.气血亏虚

取穴:脾俞、足三里、关元、三阴交。

随症配穴:心悸失眠者,加神门。头晕者,加百会。

刺灸方法:针用补法,可加灸。

方义:脾俞、足三里健脾和胃,益气养血。关元、三阴交益气养血,调经止痛。

5.肝肾亏损

取穴:肝俞、肾俞、照海、关元、三阴交。

随症配穴:头晕耳鸣者,加太溪、悬钟。腰膝酸软者,加命门、承山。

刺灸方法:针用补法,可加灸。

方义:肝俞、肾俞、照海补养肝肾,调理冲任。关元有益肝肾精血、调冲任督带的作用。三阴交可补肾调肝扶脾,加强调经止痛之功。

(二)耳针

取内生殖器、内分泌、交感、肝、肾、神门,每次选2~4穴,毫针中度刺激,经期每天1次或2次,经前经后隔天1次。

(三)皮肤针

扣打小腹任脉、肾经、脾经和腹股沟部以及腰骶部督脉、膀胱经,疼痛剧烈者用重刺激;发作前或疼痛较轻或体质虚弱者用中度刺激。

(四)穴位注射

取三阴交、十七椎,选用当归注射液、复方氯林巴比妥各 4 mL,于月经来潮前 2～3 天或经期内每穴注入 2 mL。共注射 2～4 次,治疗 2 个月经周期。

(五)艾灸

以艾条温灸关元、曲骨、子宫、三阴交诸穴,每穴 3～5 分钟。

四、推拿治疗

(一)基本治法

取穴:气海、关元、曲骨、肾俞、八髎、三阴交等。

手法:一指禅推、摩、按、揉、擦、擦等法。

操作:患者仰卧位,用摩法顺时针方向摩小腹,一指禅推或揉气海、关元、曲骨。

患者俯卧位,摖腰部脊柱两旁及骶部,用一指禅推或按揉肾俞、八髎,以酸胀为度。擦八髎,以透热为度。按揉三阴交,以酸胀为度。

患者坐位或侧卧位,实证痛经患者若第一至第四腰椎(大部分在第二腰椎)有棘突偏歪及轻度压痛者,可用旋转复位或斜扳法。

(二)辨证加减

气血瘀滞者,加按揉章门、期门、肝俞、膈俞,拿血海、地机。寒湿凝滞者,加按揉血海、阴陵泉、三阴交;直擦背部督脉、膀胱经,横擦肾俞、命门,以透热为度。肝郁湿热者,加按揉曲泉、蠡沟、行间、委中。气血亏虚者,加按揉脾俞、胃俞、中脘、足三里;直擦背部督脉、膀胱经,横擦脾俞、胃俞,以透热为度。肝肾亏损者,加一指禅推或按揉太溪、复溜、肝俞;直擦背部督脉、膀胱经,横擦肾俞、命门、八髎,以透热为度。

第二节　闭　　经

闭经是以女子年满 18 周岁,月经尚未来潮,或已行经非怀孕又中断 3 个月以上的月经病。前者称为原发性闭经,后者称为继发性闭经。闭经又名经闭或不月,妊娠期、哺乳期或生活变迁、精神因素影响等出现停经(3个月内),因月经可自然恢复不属闭经的范畴。

西医学中的下丘脑性、垂体性、卵巢性等内分泌障碍引起的闭经均可参照本节治疗。

一、病因病机

本证病因病机较为复杂,但不外虚实两端。虚者因肝肾亏虚或气血虚弱,实者由气滞血瘀、痰湿阻滞、血寒凝滞引起。

(一)肾气不足

禀赋不足,肾精未充,冲任失于充养,壬癸不至或多产房劳,堕胎久病,肾气受损,导致闭经。

(二)气血亏虚

饮食劳倦,或忧思过极,损伤心脾,化源不足;大病久病;堕胎小产;吐血下血;虫积伤血,致冲任空虚,无血可下。

(三)气滞血瘀

情志怫郁,郁怒伤肝,肝气郁结,气滞血瘀,胞脉壅塞,经血不得下行。

(四)痰湿阻滞

形体肥胖,痰湿内生;或脾阳失运,湿聚成痰,脂膏痰湿阻滞冲任,胞脉闭而经不行。

(五)阴虚内热

素体阴虚,或久病耗血、失血伤阴,精血津液干涸,均可发为虚劳闭经。

(六)血寒凝滞

经期产后,过食生冷或外感寒邪,寒凝血滞,而致经闭。

二、辨证

(一)肾气不足

证候:年逾18周岁,月经未至或来潮后复闭,素体虚弱,头晕耳鸣,腰腿酸软,腹无胀痛,小便频数,舌淡红,苔少,脉沉弱或细涩。

治法:益肾调经。

(二)气血亏虚

证候:月经周期后延,经量偏少,经色淡而质薄,继而闭经,羸瘦萎黄,头晕目眩,心悸气短,食欲缺乏,神疲乏力,舌淡边有齿印,苔薄,脉无力。

治法:益气养血调经。

(三)气滞血瘀

证候:月经数月不行,精神抑郁,烦躁易怒,胸胁胀满,少腹胀痛或拒按,舌边紫暗或有瘀点,脉沉弦或沉涩。

治法:理气活血调经。

(四)痰湿阻滞

证候:月经停闭,形体肥胖,神疲嗜睡,头晕目眩,胸闷泛恶,多痰,带下量多,苔白腻,脉濡或滑。

治法:豁痰除湿通经。

(五)阴虚内热

证候:月经先多后少,渐至闭经,五心烦热,颧红升火,潮热盗汗,口干舌燥,舌红或有裂纹,脉细数。

治法:滋阴清热调经。

(六)血寒凝滞

证候:经闭不行,小腹冷痛,得热痛减,四肢欠温,大便不实,苔白,脉沉紧。

治法:温经散寒调经。

三、针灸治疗

(一)刺灸

1.肾气不足

取穴:肾俞、关元、太溪、三阴交。

随症配穴:腰酸者,加命门、腰眼。

刺灸方法:针用补法,可加灸。

方义:肾俞、关元补肾益气调经。太溪为肾经原穴,有益肾的作用。三阴交补肾调肝扶脾,养血调经。

2.气血亏虚

取穴:脾俞、膈俞、气海、归来、足三里、三阴交。

随症配穴:纳少者,加中脘。心悸者,加内关。

刺灸方法:针用补法,可加灸。

方义:脾俞与血会膈俞健脾养血。气海、归来益气养血调经。足三里配三阴交健脾益气,养血调经。

3.气滞血瘀

取穴:太冲、气海、血海、地机。

随症配穴:小腹胀痛或拒按者,加四满。胸胁胀满加期门、阳陵泉。

刺灸方法:针用泻法,可加灸。

方义:太冲配气海可理气通经,调理冲任。血海配地机,能行血祛瘀通经。

4.痰湿阻滞

取穴:脾俞、中脘、中极、三阴交、丰隆。

随症配穴:白带量多者,加带脉、阴陵泉。胸闷泛恶者,加膻中。

刺灸方法:针用平补平泻法,可加灸。

方义:脾俞、中脘健脾胃化痰湿。中极、三阴交利湿调经。丰隆健脾化痰湿。

5.阴虚内热

取穴:肾俞、肝俞、关元、三阴交、太溪、行间。

随症配穴:潮热盗汗者,加膏肓、然谷。大便燥结者,加照海、承山。

刺灸方法:针用补法。

方义:肾俞、肝俞补益肝肾,滋阴清热。关元、三阴交补肾滋阴,调理冲任。太溪配行间养阴清热调经。

6.血寒凝滞

取穴:关元、命门、三阴交、归来。

随症配穴:小腹冷痛者,加灸神阙。

刺灸方法:针用泻法,可加灸。

方义:关元、命门可温经散寒,调理冲任。三阴交、归来活血通经。

(二)耳针

取内生殖器、内分泌、皮质下、肝、脾、肾、神门,每次选用2～4穴,毫针中度刺激,隔天或每天1次。

(三)电针

取归来、三阴交,中极、地机,天枢、血海三组穴位,每次选1组或2组,或各组穴位交替使用。针刺后通疏密波脉冲电流10～20分钟,隔天或每天1次。

四、推拿治疗

(一)基本治法

取穴：关元、气海、肝俞、脾俞、肾俞、血海、足三里、三阴交等。

手法：一指禅推、摩、按、揉、擦、擦法。

操作：患者仰卧位，用摩法顺时针方向治疗小腹，手法要求深沉缓慢，按揉关元、气海、血海、足三里、三阴交。

患者俯卧位，用一指禅推法治疗腰背部膀胱经，重点在肝俞、脾俞、肾俞，或用擦法在腰背部脊柱两旁治疗，然后再按揉上述穴位，以酸胀为度。

(二)辨证加减

肾气不足者，着重按揉肾俞、命门、八髎；直擦背部督脉及两侧膀胱经，横擦腰骶部，以透热为度。气血亏虚者，摩腹重点在关元、气海、中脘；直擦背部督脉，横擦脾俞、胃俞，透热为度。气滞血瘀者，加按揉期门、膻中、太冲；直擦背部督脉及两侧膀胱经，斜擦两胁。痰湿阻滞者，加按揉中脘、建里、八髎；横擦左侧背部及腰骶部，以透热为度。阴虚内热者，加直擦背部督脉及两侧膀胱经，横擦左侧背部及腰骶部，擦涌泉，按揉太溪。血寒凝滞者，加按揉神阙、命门；直擦背部督脉及两侧膀胱经，透热为度。

第三节　崩　漏

崩漏是指妇女不规则的阴道出血。"崩"是指经血量多、暴下不止，"漏"是指经血量少、淋漓不尽。在发病过程中，两者常交替出现或互相转化，故以崩漏并称。又称崩中、漏下或崩中下血，是妇科常见病，亦是疑难重症。发病以青春期、更年期或产后为多。

西医学中的功能性子宫出血、子宫内膜脱落不全、盆腔炎及生殖系统肿瘤等引起的阴道出血可参照本节治疗。

一、病因病机

本证主要因冲任损伤、固摄无权，经血失其制约，故非时而至。

(一)血热

素体阳盛,或感受热邪,或过食辛辣助阳之品,酿成实火;或情志失畅,肝郁化火,伏于冲任,内扰血海,迫血妄行。

(二)瘀血

七情损伤,肝气郁结,气滞血瘀;或经期、产后余血未尽,复感外邪,或夹内伤,瘀阻胞宫,恶血不去,新血不得归经而成崩漏。

(三)肾虚

素体肾虚或早婚、房劳、多产、年老而致肾衰,肾阳不足,肾失封藏之司,冲任不固,发为崩漏;或肾阴不足,虚火内炽,血海扰动,冲任失约而成崩漏。

(四)脾虚

忧思过度或饮食劳倦,伤及脾胃,中气下陷,统摄无权,致气不摄血,冲任失固,经血妄下。

二、辨证

(一)血热内扰

证候:经血非时忽然大下,或淋漓日久不净,色深红或紫色,质黏稠,面红,口干身热,溲赤便秘,舌红,苔黄或干糙,脉弦数或滑数。

治法:清热凉血,止血调经。

(二)瘀滞胞宫

证候:阴道出血淋漓不净或忽然急下,量多,经色紫暗,质稠,夹有血块,小腹疼痛拒按,血块下则痛减,舌紫暗,苔薄白,脉弦紧或沉涩。

治法:活血化瘀,止血调经。

(三)肾虚

证候:肾阳亏虚见阴道出血量多或淋漓不尽,色淡质稀,形寒肢冷,面色晦暗,小腹冷痛,腰膝酸软,小便清长,舌淡胖,有齿痕,苔薄白,脉沉细。肾阴亏虚见阴道出血量时多时少或淋漓不止,色鲜红,质稍稠,头晕耳鸣,五心烦热,失眠盗汗,舌红,无苔或花剥苔,脉细数。

治法:肾阳亏虚者温肾固冲,止血调经;肾阴亏虚者滋肾养阴,止血调经。

(四)气不摄血

证候:阴道出血量多或淋漓不尽,色淡质稀,伴小腹坠胀,面色萎黄,动则气促,神情倦怠,纳呆,便溏,舌淡,苔薄白,脉细弱或芤而无力。

　　治法:益气摄血,养血调经。

三、针灸治疗

(一)刺灸

1.血热内扰

　　取穴:血海、中极、行间、水泉、隐白。

　　随症配穴:面红身热者,加大椎、曲池。便秘者,加天枢。

　　刺灸方法:针用泻法,隐白可刺血。

　　方义:血海调理血分,有清热凉血的作用。中极穴近胞宫,可疏调局部经气。行间为肝经荥穴,配肾经水泉以凉血止血。隐白刺血可泄热、凉血止血,是治疗崩漏之效穴。

2.瘀滞胞宫

　　取穴:地机、血海、膈俞、中极、三阴交。

　　随症配穴:小腹痛甚者,加四满、太冲。

　　刺灸方法:针用泻法,可加灸。

　　方义:地机配血海、膈俞可活血化瘀,调经止血。中极、三阴交祛瘀血,理胞宫。

3.肾虚

　　取穴:肾俞、交信、三阴交、子宫。

　　随症配穴:肾阳亏虚者,加关元、命门。肾阴亏虚者,加阴谷、太溪。腰膝酸软者,加大肠俞、委阳。失眠者,加神门、四神聪。

　　刺灸方法:针用补法,肾阳亏虚可加灸。

　　方义:肾俞强壮肾气。交信为阴跷脉郄穴,可调经止血。三阴交为足三阴经之交会穴,可补肾调经。子宫为经外奇穴,可固胞宫止崩漏。配关元、命门以温肾助阳。配阴谷、太溪以滋肾养阴。

4.气不摄血

　　取穴:脾俞、足三里、气海、百会、隐白。

　　随症配穴:便溏者,加天枢、公孙。

　　刺灸方法:针用补法,可加灸。

　　方义:脾俞、足三里、气海健脾益气,固摄经血。百会升提阳气,止下漏之血。隐白为治疗崩漏之效穴。

（二）耳针

取内生殖器、内分泌、肝、脾、肾、神门，每次选 2～4 穴，毫针中度刺激，留针 1～2 小时，每天或隔天 1 次。

（三）皮肤针

扣打腰椎至尾椎、下腹部任脉、腹股沟部、下肢足三阴经，中度刺激。

四、推拿治疗

（一）基本治法

取穴：中脘、气海、关元、中极、八髎、肝俞、脾俞、肾俞、血海、三阴交等。

手法：一指禅推、按、揉、振、擦、摩等法。

操作：患者仰卧位，先用一指禅推中脘、气海、关元、中极等穴，并于小腹部施摩法，再施振法于小腹部。按揉血海、三阴交。

患者俯卧位，用一指禅推法从背部沿两侧膀胱经上下往返 8～10 次，然后用较重的按揉法施于肝俞、脾俞、肾俞，施擦法于八髎，透热为度。

（二）辨证加减

血热内扰者，加点按血海、委中、三阴交，按揉大椎。瘀滞胞宫者，加按揉章门、期门、膈俞，摩少腹部，使热量渗透。肾虚者，加直擦背部督脉及两侧膀胱经，横擦肾俞、命门、八髎，透热为度；肾阴虚者再加擦涌泉。气不摄血者，着重摩中脘，点按脾俞、胃俞、地机。

第四节　带　下　病

一、非炎性带下病

带下量明显增多，或色、质、气味异常，而非生殖器炎症所致者，称为"非炎性带下病"，与某些内分泌失调、盆腔充血及精神因素有关。其内容散见于中医医籍对带下病的记载中，并无此病名。

（一）病因病理

西医学认为，本病主要是由于雌激素偏高或孕激素不足而雌激素相对升高，使黏膜中腺体细胞分泌增多;或盆腔充血类疾病,如盆腔静脉瘀血综合征、盆腔部分肿瘤等,引起盆腔静脉血液回流受阻,组织渗出液过多而导致。中医学认为,本病是因为内生之湿伤及任、带所致。湿之内生,病因较多:有饮食不节、劳倦、思虑过度损伤脾胃,水湿运化失常者;有素体肾气不足,命门火衰,或久病伤肾,房劳、多产致肾气亏乏,肾阳不振,封藏功能不及,气化不行者;有忧思多虑、五志过及致肝火太盛,反克脾土,水湿失运者;有经产之时感受外邪或手术损伤,致冲任瘀阻,血行迟滞,水湿不行,流注下焦,损伤任带二脉而致带下病者。带下为机体的一种阴液,由脾化运,肾封藏,任带二脉约束。脾肾为母子之脏,故脾损可伤肾,肾损可及脾。且湿为阴邪,阴盛必伤及阳,可致脾肾阳虚;同时肝气郁滞,克伐脾土,亦能导致肝郁脾虚。

(二)临床表现

本病的主要临床表现为带下量明显增多,淋漓不断;色白,质稀,气味无明显改变;可见疲乏无力,纳差、小便清长等全身症状。临床上应与炎性白带病,经间期出血和子宫黏膜下肌瘤相鉴别。

(三)诊断要点

1.症状

带下量明显增多,色白、质稀,气味无异常。有些伴有全身症状。

2.妇科检查

无明显器质性病变,阴道内白带量多,质稀,无明显异味。

3.辅助检查

内分泌检查示基础体温多呈单相曲线,或为双相但高低温差小于 0.3 ℃;孕酮分泌量降低,或雌激素分泌量过低。子宫内膜活检示经潮 6～12 小时内,子宫内膜组织活检为增殖期或分泌反应欠佳,怀疑盆腔充血类疾病,应做盆腔 B 超,可提示盆腔静脉瘀血,或有子宫、卵巢肿瘤存在。

(四)针灸治疗

1.刺灸

处方一:气海、中极、关元、带脉、肾俞、次髎。

操作:气海向下斜刺。中极向耻骨联合方向斜刺 1～1.5 寸,施提插平补平泻法,使针感传至会阴部为佳;关元直刺 1～1.5 寸,施捻转补法;带脉朝脐中方向斜刺 1～1.5 寸,施捻转补法。肾俞直刺 1 寸,施捻转补法。次髎宜刺入第 2 骶后孔内,深 1～2 寸,施捻转补法。

处方二：关元、肾俞、照海、带脉、次髎。

操作：局部皮肤常规消毒后，关元、肾俞、照海3穴用补法。带脉、次髎施以艾灸。

处方三：关元、三阴交、肾俞、足临泣、带脉。

操作：用毫针中等强度刺激，宜用补法，得气后，留针30分钟，每天1次，10次为1个疗程，疗程间隔3～5天。

处方四：足临泣、中极。

操作：穴位局部常规消毒后，毫针刺，足临泣直刺0.5寸，捻转运针，中等刺激；中极穴直刺1～1.2寸，中等刺激，使针感放散至前阴部，留针20～60分钟，每10～15分钟捻转运针1次。每天或隔天1次，3次为1个疗程。

处方五：曲骨。

操作：患者排空尿液，取仰卧位，穴位常规消毒后，直刺或稍向会阴部刺2.5～3寸，以麻电感放射至阴道为佳。每10分钟捻转1次，用平补平泻法，留针1小时，每3天1次，2次为1个疗程。

2.耳针

处方一：内生殖器、肾上腺、脾、肺、肾、肝、子宫。

操作：耳部消毒后，每次选3～4穴，毫针中度刺激，留针15～30分钟。每天或隔天1次，两耳交替。

处方二：内分泌、肾、卵巢、子宫。

操作：取单侧耳穴，消毒后，用0.5寸毫针刺，刺入耳软骨，留针30～60分钟，每天1次。本方用于肾虚者。

处方三：膀胱、子宫、肝、脾、肾、神门、内分泌。

操作：每次选3～5穴，耳部常规消毒后，毫针中度刺激，每天1次，留针20分钟。10次为1个疗程。

处方四：内生殖器、肾上腺、膀胱、肾、三焦、内分泌。

操作：每次选3～5穴，局部常规消毒后，毫针中度刺激，留针20分钟，每天或隔天1次。

3.穴位注射

处方一：中极、曲骨、关元、足三里、三阴交。

操作：每次取2个穴，皮肤常规消毒后，每穴注入5％当归注射液2 mL，隔天1次，7次为1个疗程，疗程间隔3～5天。

处方二：带脉、曲骨、三阴交、地机。

操作：穴位常规消毒后，选用红花注射液或鱼腥草注射液。每次取腹部及下肢各1穴，每穴注入1～2 mL，隔天1次，10次为1个疗程。

4.电针法

处方一：带脉、三阴交。

操作：局部穴位常规消毒后，毫针刺，再通脉冲电流 15～20 分钟。每天1次，7次为1个疗程。

处方二：①归来、阴陵泉。②曲骨、太冲。③气海、阴陵泉。

操作：每次选用1组穴位，局部穴位常规消毒后，毫针中等刺激，再通疏密波，通电 20 分钟，每天1次，7次为1个疗程。

5.灸法

处方一：隐白、大都。

操作：用艾卷点燃靠近穴位施灸，灸至局部皮肤红晕温热为度，每穴施灸10分钟，隔天1次，10次为1个疗程。

处方二：中极、关元、气海、三阴交。

操作：用艾卷点燃靠近穴位施雀啄灸，灸至局部皮肤红晕温热为度，每穴施灸 10 分钟，隔天1次，10次为1个疗程。

二、炎性带下病

带下量多，色、质、气味异常，外阴、阴道肿痛或瘙痒，或伴有全身症状，实验室检查可见病原体，称为"炎性带下病"，属于中医学"带下病""阴痒"等范畴。本病首先记载于《素问·骨空论》。多见于已婚妇女。西医学的"阴道炎""宫颈炎"等所致的白带增多，属于本病的范畴。

（一）病因病理

西医学认为，当阴道、宫颈的自然防御功能受到损害，可导致疾病的发生。阴道和宫颈常被侵袭和感染的病原体主要有以下几类。①细菌：常见的有链球菌、葡萄球菌、大肠埃希菌等。②病毒：常见的有单纯疱疹病毒、巨细胞病毒等。③原虫或真菌：如阴道滴虫、白假丝酵母（白色念珠菌）等。主要由于生殖器与外界直接相通，经期或性卫生不良，流产和引产、分娩时产妇阴道宫颈损伤、阴道手术损伤或医源性的污染；异物、腐蚀性物质损伤阴道和邻近器官炎症向下蔓延至阴道和宫颈。病原体直接扩散于外阴表皮、阴道、宫颈，引发宫颈炎和阴道感染；也可通过淋巴扩散、血行传播，但比较少见。

中医学认为，本病主要是外感热毒之邪，或秽浊郁遏化毒生虫，伤及任带，任脉失调,带脉失约,导致带下量多,色、质、气味异常,发为炎性带下病。经行、产后、人流术后等,胞脉虚损,或洗浴用具不洁、不洁性交等,或肝郁化火,木克脾土,湿热内生伤及任带;或饮食不节,思虑过度,或劳倦伤脾,脾气虚损,运化失常,湿热内生流注下焦伤及任带,蓄于阴器化热,郁遏生虫;或素体肾虚,房劳、多产,或多次人流伤肾,封藏失职,伤及任带,或复感湿热之邪,伤及阴器发为炎性带下病。

(二)临床表现

主要症状是带下量多,色、质、气味异常,如呈现黏液脓性或血性带,或泡沫黄绿色带,或白色豆渣样或凝乳样带,或黏液性黄色淡红色带,或黄色水样带,或赤白带下,或灰白色乳状带下等;有秽臭、腐臭、血腥臭气。或伴有阴部灼热肿痛,外阴瘙痒,坠痛不适,腰骶酸胀,尿频、尿急、尿痛,性交痛,甚者下腹或全身不适;不孕,或月经量少、经期延长,或闭漏交替。

(三)诊断要点

1.症状

带下量明显增多,不同病邪引起白带的颜色、气味各不相同,或伴有阴部瘙痒、灼热、疼痛等,或兼有尿频、尿痛,或有腥臭味。

2.妇科检查

外阴、阴道炎急性期可见局部潮红肿胀;慢性期局部体征不明显。滴虫性阴道炎的带下为稀薄泡沫状的黄带,阴道壁可见散见的出血点;念珠菌阴道炎为凝乳或豆渣样的稠厚白带,阴道黏膜附有白色膜状物;老年性阴道炎白带稀薄,为淡黄色或血样脓性赤带,外阴、阴道黏膜呈老年性改变,易出血;淋病性阴道炎白带呈黄色或脓样,常见尿道口充血,经阴道挤压尿道旁腺,可见尿道旁腺出口处有脓样分泌物排出;支原体或衣原体阴道炎的白带多无明显改变或有黄带;细菌性阴道炎多为稀薄黄带,可有腥臭味;宫颈糜烂或宫颈管、子宫内膜炎时,白带呈黏液样、脓样从宫颈管流出。

3.辅助检查

阴道分泌物涂片或宫颈拭子病原体培养有助于诊断。

(四)针灸治疗

1.毫针法

处方一:三阴交、足三里、带脉、气海、脾俞。

操作:脾俞朝督脉方向斜刺 0.5～1 寸,施捻转补法;气海向下斜刺,带脉针尖向脐斜刺,均深1～1.5寸,施提插平补平泻法;足三里、三阴交均直刺,施捻转补法。

处方二:气海、次髎、肾俞、足三里、带脉、关元。

操作:气海、关元直刺1～1.5寸,施捻转补法;或用大艾炷灸疗。带脉朝脐中方向斜刺1～1.5寸,施捻转补法。肾俞直刺1寸,施捻转补法。次髎宜刺入第2骶后孔内,深1～2寸,施捻转补法。足三里直刺,进针1～2寸,施捻转补法。

处方三:中极、太溪、次髎、关元、带脉、肾俞。

操作:关元、带脉、肾俞、次髎刺法同处方二。中极向耻骨联合方向斜刺1～1.5寸,施提插平补平泻法,使针感传至会阴部为佳。太溪直刺0.5寸,施提插平补平泻法。

处方四:照海、关元、肾俞、带脉、次髎。

操作:局部皮肤常规消毒后,关元、肾俞、照海3穴用补法。带脉、次髎施以艾灸。

处方五:复溜、关元、三阴交、血海。

操作:局部皮肤常规消毒,用毫针中等刺激,手法宜平补平泻,得气后,留针30分钟左右,每天1次,10次为1个疗程,疗程间隔3～5天。

处方六:关元、复溜、三阴交、肾俞、足临泣、带脉。

操作:用毫针中等强度刺激,手法宜用补法,得气后,留针30分钟,每天1次,10次为1个疗程,疗程间隔3～5天。

处方七:白环俞、三阴交、关元、带脉、气海。

操作:诸穴以常规针刺为主;关元、气海针尖向下斜刺,使针感传至耻骨联合上下;带脉向前斜刺,不宜深刺;白环俞直刺,使骶部出现较强的酸胀感。

2.耳针法

处方一:内生殖器、肾上腺、神门、脾、肾、肝、三焦。

操作:耳部消毒后,每次选3～4穴,毫针中度刺激,留针15～30分钟。每天或隔天1次,两耳交替。

处方二:脾、肺、子宫。

操作:取单侧耳穴,局部消毒后,用0.5寸毫针刺,刺入耳软骨,留针30～60分钟,每天或隔天1次。适用于脾虚型。

处方三:内分泌、肾、卵巢、子宫。

操作:取单侧耳穴,消毒后,用0.5寸毫针刺,刺入耳软骨,留针30～60分钟,每天1次。本方用于肾虚型。

处方四:膀胱、子宫、肝、脾、肾、神门、内分泌、三阴交。

操作:每次选 3～5 穴,耳部常规消毒后,毫针中度刺激,每天 1 次,留针 20 分钟。10 次为 1 个疗程。

处方五:内生殖器、肾上腺、膀胱、肝、脾、肾、内分泌、三焦。

操作:每次选 3～5 穴,局部常规消毒后,毫针中度刺激,留针 20 分钟,每天或隔天 1 次。

处方六:子宫、内分泌、三焦、肾、膀胱。

操作:耳部常规消毒后,用毫针捻转入穴,中度刺激,留针 15～20 分钟,留针期间可捻针 2～3 次,隔天 1 次,双耳同时施治,7～10 次为 1 个疗程,疗程间隔5～7 天。

3.穴位注射法

处方一:三阴交(双)。

操作:局部皮肤消毒后,每穴注入小檗碱注射液 1～3 mL。

处方二:耳穴选子宫、内分泌。体穴选血海、关元、中极、三阴交。

操作:选耳穴或体穴注射,或交替穴注。耳穴每穴每次注入 0.1 mL 3%～5%当归注射液,体穴每次0.5 mL,每天 1 次,10 次为 1 个疗程。

处方三:中极、曲骨、关元、足三里、三阴交。

操作:每次取 2 个穴,皮肤常规消毒后,每穴注入 5%当归注射液 2 mL,隔天 1 次,7 次为 1 个疗程,疗程间隔 3～5 天。

处方四:曲骨、三阴交、横骨、地机。

操作:穴位常规消毒后,选用红花注射液或鱼腥草注射液,每次取腹部及下肢各 1 穴,每穴注入1～2 mL,隔天 1 次,10 次为 1 个疗程。

处方五:中极、关元、带脉、血海、三阴交。

操作:穴位常规消毒后,每穴注入 1～2 mL 当归注射液或鱼腥草注射液,隔天 1 次,7 次为 1 个疗程。

4.皮肤针法

处方:下腹部、脊柱两侧,腹股沟、三阴交、期门、带脉区。

操作:常规消毒后,中度或重度叩击。重点叩打腰骶部、三阴交、期门、带脉、带脉区以及小腹部、腹股沟、腰骶部等处的阳性反应区,反复叩刺4～5 遍,每天 1 次,7 次为 1 个疗程。

5.腕踝针法

处方:双侧下 2 穴。

操作:患者取仰卧位、采用 30 号的 1.5 寸毫针,用拇、示、中三指持针柄,针体与皮肤表面呈 30°角,用拇指端轻旋针柄,使针尖进入皮肤。过皮后即将针放平,贴近皮肤表面,针尖向下顺直线沿皮下表浅进针。进针速度稍缓慢,如有阻力或出现酸麻胀疼等感觉,则表示针刺太深已入肌层,应将针退至皮下,重新刺入。刺进皮下的长度一般为 1.4 寸、留针 20～30 分钟,每天治疗 1 次,7 次为 1 个疗程。

6.电针法

处方一:带脉、三阴交。

操作:局部穴位常规消毒后,毫针刺,再通脉冲电流 15～20 分钟,每天 1 次,7 次为 1 个疗程。

处方二:①归来、阴陵泉。②曲骨、太冲。③气海、阴陵泉。

操作:每次选用 1 组穴位,局部穴位常规消毒后,毫针中等刺激,再通密波,通电 20 分钟,每天 1 次,7 次为1疗程。

7.拔罐法

处方:十七椎、腰眼、骶骨孔周围的络脉。

操作:局部消毒后,用三棱针点刺出血,然后拔罐 5～10 分钟,出血量 3～5 mL,最多可达60 mL。每3～5天复治 1 次。用于湿热下注型。

8.灸法

处方一:隐白、大都。

操作:用艾卷点燃靠近穴位施灸,灸至局部皮肤红晕温热为度,每穴施灸 10 分钟,隔天 1 次,10 次为1疗程。本方用于脾肾阳虚带下色白稀薄者。

处方二:双俞(膈俞、胆俞)、小肠俞(双)、带脉(双)、中极、归来(双)。

操作:蘸水湿润穴位,使艾炷不易坠落,用艾绒如炷状黏土,以绒香引火燃着,一炷燃完,第二炷粘在第一炷灰上继续,连灸七壮。先灸背部,再灸腹部。轻者每天 1 次,连续灸 1 周,重症连灸 3 周。

(五)推拿治疗

处方一:关元、神阙、中脘、三阴交、血海、八髎、命门、肾俞、中极、气海俞、腰阳关。

操作:患者仰卧位,先用一指禅推法自中脘向下至关元、中极,反复数次;继之揉神阙,摩腹;再按揉血海、三阴交。再俯卧位,掖腰骶部,按揉肾俞、气海俞、命门、腰阳关,然后横擦八髎,以透热为度。

处方二:神阙、中脘、气海、关元、中极、血海、阴陵泉、足三里、三阴交、命门、肾俞、次髎、长强、腰阳关、八髎、环跳。

操作:患者仰卧于床上,施术者站其身旁,先用手掌着力,反复按揉腰部,调补神阙,再用中指着力,反复按揉中脘、气海、关元、中极等穴。再捏揉下肢肌肉及血海、阴陵泉、足三里、三阴交等穴各约半分钟。再用手掌反复推摩小腹数次,抓提拿揉3次。然后,让患者翻身俯卧,术者用拇指或中指着力,点揉命门、肾俞、次髎、长强等穴。再用双手掌反复按揉腰骶及臀部,在肾俞、命门、腰阳关、八髎、环跳等穴处,进行重点按揉,并进行搓摩,使其温热之感传至小腹为度。

处方三:白环俞、腰阳关、中脘、下脘、气海、关元、中极、章门、带脉、肾俞、命门。

操作:患者仰卧位,医师施摩法于腹部,以腹部自感微热为适,时间约5分钟。继用掌根揉法从中脘沿任脉向下至中极穴往返治疗,重点在中脘、下脘、气海、关元、中极等穴,时间约5分钟。然后按揉章门、期门穴及带脉穴两侧,重点在带脉穴约5分钟。患者再俯卧,医师先施四指推法于腰骶部约5分钟;再施一指禅推法于肾俞及白环俞穴各1分钟;然后按揉肾俞、命门,腰阳关、白环俞穴各半分钟,以酸胀为度,最后搓两胁肋部。

第五节　不　孕　症

凡育龄妇女未避孕,配偶生殖功能正常,婚后有正常性生活,同居2年以上而未怀孕者称为原发性不孕。曾有过生育或流产,未避孕而又2年以上未怀孕者,称继发性不孕。中医学称原发性不孕为"无子""全不产",称继发性不孕为"断绪"。

一、病因病理

西医学认为,引起不孕的原因有卵巢、输卵管、子宫体、子宫颈、阴道以及精神等方面的因素。此外还有性器官以外的因素以及部分妇女血清中含有抗精子抗体而不孕者。其中由于卵巢功能低下或卵巢内分泌功能障碍及下丘脑、垂体、卵巢之间内分泌平衡失调而引起月经异常、无排卵月经或黄体功能不全所致的不孕占有很大比例。

中医学认为,导致不孕的原因很多,如古人所说的五不女,即螺、纹,鼓、角、脉五种,大多属于先天性生理缺陷,这是针灸所不能奏效的。就脏腑气血而论,本症与肾精关系密切,如先天肾虚或精血亏损,使冲任虚衰,寒客胞脉而不能成孕;或情志不畅,肝气郁结,气血不和;或恶血留内,气滞血瘀;或脾失健运,痰湿内生,痰瘀互阻,胞脉不通均可致不孕。

二、临床表现

婚后 2 年以上未孕,多有月经不调,经期紊乱、或先或后,经量不一,量少或淋漓不断或量多而出血凶猛。经色或淡或红或紫黑,或有瘀块,由于导致不孕的原因不同,临床可伴有不同的症状。

三、诊断要点

(1)育龄妇女未避孕,配偶生殖功能正常,婚后有正常性生活,同居 2 年以上而未怀孕,或曾有过生育或流产,未避孕而又 2 年以上未怀孕。

(2)因男方因素导致不孕者约占 30%,故首先应排除男方因素。要注意男方有无慢性病、结核、腮腺炎、附睾炎、睾丸炎等病史,有无接触铅、磷或放射线史。还应做局部检查及精液检查。

(3)女方应了解月经史、分娩史及流产史,有无生殖器感染,性生活情况,是否采取避孕措施。还要进行体格检查、卵巢功能检查、性交后试验、输卵管通畅试验,必要时进行腹腔镜、宫腔镜,免疫等各项检查,以查明原因。

(4)妇科检查、基础体温、基础代谢率和血清雌激素、孕激素的测定,以及诊断性刮宫、输卵管通畅试验、宫颈黏液检查等有助于诊断。

四、针灸治疗

(一)针刺

(1)处方一:肾俞、太溪、照海、关元、三阴交、足三里。

操作:常规针刺,施提插捻转补泻法,关元穴可加用灸法。每天 1 次,10 次为 1 个疗程。适用于肾虚型不孕。

(2)处方二:肾俞、关元、中极、子宫、三阴交、足三里、血海、脾俞。

操作:常规针刺,施补法。得气后留针 20～30 分钟,每天 1 次,10 次为 1 个疗程。适用于血虚型不孕。

(3)处方三:中极、气冲、足三里、丰隆、三阴交、阴陵泉、子宫。

操作:常规针刺,施泻法。得气后留针 20～30 分钟,每天 1 次,10 次为 1 个疗程。适用于痰湿型不孕。

(4)处方四：中极、四满、三阴交、太冲、子宫。

操作：中极向曲骨方向斜刺，针刺1～1.5寸，施提插泻法，以针感向会阴传导为佳。四满直刺，进针1～1.5寸，施捻转平补平泻法。三阴交直刺，进针1寸；太冲直刺，进针0.5～0.8寸；子宫穴直刺1.5寸，使患者感到局部酸胀，均施捻转泻法。每天1次，10次为1个疗程，适用于肝郁型不孕。

(5)处方五：主穴取关元、中极、子宫、血海。肾虚配肾俞、命门，气血亏虚配百会、足三里，肝郁气滞配内关，痰湿郁滞配丰隆、阴陵泉、三阴交，宫寒血瘀配归来、膈俞，湿热内阻配阴陵泉。

操作：每次取主穴2～3个加配穴，施平补平泻手法。针刺关元穴时，针尖应向斜下，进针2寸左右，使针感向会阴部扩散。子宫穴直刺1.5～3寸，使患者感到局部酸胀，并向下腹部扩散为宜。留针20～30分钟，留针期间行针2～3次，每天1次，10次为1个疗程，疗程间隔5～7天，经期暂停。

(6)处方六：主穴取中极、三阴交、大赫、地机。肾虚型配肾俞、气穴、照海，血虚型配膈俞、血海、足三里，肝郁型配太冲、阴廉、气门，痰湿型配四满、丰隆、阴陵泉，血瘀型配气冲、胞门、次髎。

操作：在月经周期第12天开始针刺，连续3天，每天1次，留针15分钟，均用平补法。月经期和增生期，根据辨证取穴治疗，每天1次。

(7)处方七：主穴取中极、大赫、三阴交、地机。肾虚者配肾俞、关元、太溪，血虚者配肝俞、血海、足三里，痰盛者配中脘、丰隆、阴陵泉，肝郁者配阴廉、曲泉、太冲，血瘀者配膈俞、次髎、血海。

操作：虚证施以补法，实证施以泻法，并可配合采用灸法。针灸治疗在月经期及增生期根据证型，辨证用穴，隔天治疗1次，月经周期第12天开始，用上述处方的主穴，每天治疗1次。

(8)处方八：中极、归来、子宫、气穴、三阴交。

操作：中极、归来、气穴、子宫均直刺1～2寸，施捻转泻法。三阴交直刺1～1.5寸，施提插捻转泻法。每天1次，10次为1个疗程。

(9)处方九：中极、气冲、丰隆、三阴交、阴陵泉。

操作：中极直刺，进针1～1.5寸，施提插捻转泻法。气冲直刺或稍向上斜刺，进针0.5～1寸，施捻转泻法。丰隆直刺，进针1～1.5寸，施提插泻法。阴陵泉、三阴交直刺，进针1～1.5寸，施捻转平补平泻法。每天1次，7次为1个疗程。

(10)处方十：关元、气海、中极、血海、天枢、三阴交、八髎、肾俞。

操作:针刺用平补平泻法,每次引出强烈针感。留针 30 分钟,每 10 分钟行针 1 次。针刺完毕后可配合以按摩手法在腹部及腰骶部操作,手法以按法、揉法为主,手法要求深透柔和,以患者感觉局部明显温热感为度。治疗自月经来潮前15 天开始,每天 1 次,12 次为 1 个疗程。

(二)芒针

处方:志室、肾俞、血海、气海、中极、八髎、昆仑、太溪。

操作:针刺八髎时,由上髎进针沿皮平刺至下髎。气海穴透中极穴时,先直刺气海 0.5～1 寸,得气后,将针稍稍退出少许,沿皮透刺中极穴。余穴用常规针法。隔天 1 次,每次留针 0～30 分钟,7～10 次为 1 疗程,疗程间隔 5～7 天。经期暂停。

(三)皮肤针

(1)处方一:肾俞、命门、八髎、关元、气海、中极、足三里、三阴交。

操作:用皮肤针中、重度刺激,每天 1 次,7 次为 1 个疗程,疗程间隔 7 天,于每次月经前 7 天施治。适用于各型不孕症。

(2)处方二:气海、关元、中极、天枢、命门、肾俞、八髎。

操作:用中、重度刺激,下腹部由脐向下至耻骨联合上缘反复叩刺 2～3 行,可加叩横向 3～4 行,重点叩刺气海、关元、中极、天枢穴。腰、骶部可沿督脉及其夹脊穴自上而下海条经脉叩刺 1～2 行,每天施治 1 次,7 次为 1 个疗程,疗程间隔 7 天,可于每次月经前 7 天左右开始施治。

(四)耳针

(1)处方一:子宫、肾、屏间、脑、卵巢。

操作:穴位常规消毒,用中等刺激,留针 20 分钟,每天 1 次,10 次为 1 个疗程,或用锨针耳内埋入法、压豆法,亦可用耳穴磁疗法。适用于本病各型。

(2)处方二:内分泌、肾、子宫、皮质下、卵巢。

操作:穴位严格消毒,毫针刺,用中等刺激,每天 1 次,每次 2～3 穴,10 次为1 个疗程。亦可用锨针耳内埋入法。

(3)处方三:子宫、脑点、腹、皮质下、内分泌、肝、肾。

操作:先用 75％酒精在穴位上消毒,用 28 号毫针刺激,留针 20～30 分钟,留针期间捻针刺激 1～2 次,每天或隔天 1 次,10 次为 1 个疗程。

(4)处方四:内分泌、肾、子宫、卵巢。

操作:毫针刺,经期第 12 天开始治疗,连续 3 天,中等刺激,留针 30 分钟,每天1次。

（5）处方五：子宫、卵巢、肾、肝、内分泌、皮质下。

操作：每次选用2～4穴，或两耳交替。毫针刺法在月经周期第12天开始，连续3天，中等刺激，留针30分钟，每天1次。

（6）处方六：子宫、肾、卵巢。肝郁加肝，痰湿加内分泌。

操作：毫针中等刺激，每天1次，10次为1个疗程，亦可用耳穴埋针治疗。

（五）三棱针

处方：主穴曲泽、腰俞，配穴阴陵泉、委阳。

操作：用三棱针点刺放血，若出血量少，可配合针刺后拔罐。主要用于血瘀型不孕。

（六）皮内针

处方：肾俞配关元，志室配中极，气海配血海，三阴交配足三里。

操作：每次取1组穴，局部常规消毒后，用皮内针平刺入皮肤0.5～1.2 cm，用小块胶布固定针柄，埋针时间为2～3天，7次为1个疗程，疗程间隔5～7天。

（七）穴位注射

（1）处方一：肾俞、气海、关元、天枢、归来、子宫、足三里、三阴交。

操作：每次取2～3穴，每穴注入5％当归注射液或胎盘组织液0.5～1 mL，隔天1次，10次为1个疗程，经期暂停。适用于各型不孕症。

（2）处方二：肾俞、关元、天枢、归来、三阴交、足三里。

操作：每次只取2～3个穴，上穴轮换使用，用5％当归注射液或胎盘组织液，每穴注入0.5～1 mL，隔天1次，10次为1个疗程，经期暂停。

（3）处方三：子宫、次髎、肾俞、关元、曲骨、足三里、三阴交、然谷。

操作：用胎盘组织液2 mL或绒毛膜促性腺激素或当归注射液，每次选3～4穴，每穴注入0.5～1 mL，治疗从经期第10天开始，每天1次，连续5天。

（4）处方四：中极、大赫、三阴交、地机。

操作：每次选用2穴，或选用胎盘注射液、当归注射液、绒毛膜促性腺激素等，每穴注入药液1～2 mL，治疗从月经周期第12天开始，每天1次，连续5次。

（八）电针法

处方：关元、天枢、中极、曲骨、血海、三阴交。

操作：每次取3～4个穴，针刺得气以后接通电G-6805电针仪，使用连续波中等刺激，每次治疗20～30分钟，每天或隔天1次，10次为1个疗程，经期暂停。

(九)激光照射法

(1)处方一:关元、气海、水道、子宫。

操作:月经后 3～5 天,用氦-氖激光仪照射上穴,每穴 5 分钟,每天 1 次。适用于无排卵性不孕症。

(2)处方二:子宫、八髎。

操作:用 CO_2 激光扩束(功率密度 300 mW/cm²)照射穴位,每天 1 次,每穴 10 分钟。

(十)穴位埋线法

处方:三阴交。

操作:穴位常规消毒后,以注射用针头为套管,1.5 寸毫针剪去针尖为针芯,套入长度为 0.2 cm 的 4 号羊肠线。针刺适当深度后,行轻度提插捻转手法至患者自觉局部有酸、麻、重、胀感,然后边推针芯边退针将羊肠线埋于穴位内。15 天治疗 1 次,3 次为 1 个疗程。

(十一)灸法

(1)处方一:神阙、关元、石关、子宫。

操作:以直接无疤痕灸,每穴 25～50 壮,或隔附子饼灸 7～9 壮,每天 1 次,15 次为 1 个疗程。

(2)处方二:神阙、关元、足三里、三阴交、中极。

操作:每次选腹部、下肢各 1 穴,神阙用隔盐灸,余穴用隔附片发泡灸。每月经周期治疗1次,治疗时间在经期第 12 天左右为宜。平时用艾条温和灸气海或中极 15～20 分钟,隔天 1 次。

(3)处方三:关元、中极、神阙、子宫、肾俞、命门、脾俞、足三里、三阴交。

操作:每次取 4～5 穴,每穴用艾条温和灸 10 分钟,每天 1 次,10 次为 1 个疗程;适用于各型不孕症。

(4)处方四:关元、中极、子宫、神阙、命门、肾俞、血海、三阴交。

操作:每次取 3～4 穴,每穴用中号艾炷隔姜施灸 5～7 壮,隔天 1 次,7 次为 1 个疗程,疗程间隔 7 天。适用于肾阳虚型不孕症。

(十二)温针法

处方:关元、中极、肾俞、命门、足三里、三阴交。

操作:先用毫针刺入穴位,得气以后,用 1 寸长艾条插在针柄上,点燃,使针体温热,待艾条燃尽,再留针 10 分钟左右,每天 1 次,10 次为 1 个疗程,疗程间隔

5～7 天。

(十三)磁疗法

处方:耳穴有子宫、脑点、内分泌、肝、肾。

操作:先用毫针刺入耳穴,然后在针柄上贴小磁片,每次留针 30 分钟左右,双耳交替施治,每天 1 次,10～15 次为 1 个疗程。

五、推拿治疗

(1)处方一:关元、子宫、气海、胞门、三阴交、次髎为主穴,配合背部膀胱经第一侧线。

操作:先用禅推法分别施治于关元、中极、子宫、气海、胞门、子户穴,每穴约 2 分钟,然后按揉双侧三阴交穴 2 分钟,再用小鱼际擦次髎穴,以透热为度,最后用小鱼际擦背部膀胱经第一侧线 5～8 遍。肾虚不孕者,加按揉命门、肾俞、照海,每穴 2 分钟;肝郁不孕者,加按揉蠡沟、太冲穴,每穴 2 分钟;痰湿不孕者,加按揉脾俞、丰隆、足三里穴,每穴 2 分钟;血瘀不孕者,加掌摩腹部约 5 分钟,然后按揉血海穴约 2 分钟。

(2)处方二:关元、气海、曲骨、中极、肾俞、命门、然谷、太溪、腰眼、阳谷。

操作:首先患者仰卧位,医师施摩法于小腹部,以小腹部微热为宜,时间约 10 分钟。再按揉关元、气海、曲骨、中极各 1 分钟,以酸胀为度。然后患者取俯卧位,医师施四指推法、擦法于腰部,重点在肾俞与命门穴,时间约 5 分钟。接着擦腰骶部,透热为度。最后点按气海、然谷、太溪、腰眼、阳谷穴 2 分钟,振百会穴。

第六节 胎 位 不 正

胎位不正是指妊娠 30 周后,胎儿在子宫内的位置不正,又称胎位异常。正常胎位为枕前位,即胎头向下、后枕部向前,除此之外均为异常胎位,如臀位、横位、斜位等。本病是引起难产的一个重要因素,应及时治疗,以保证临产时的母婴安全。

中医学根据异常胎位的不同情况,有多种名称,如足位称倒生、逆生,臀位称坐生、坐臀生等。

一、病因病机

本病原因复杂,可能与子宫腔大或子宫畸形、骨盆狭窄、羊水过多、腹壁松弛、胎儿因素等有关。中医认为本病由孕妇、胎儿两方面原因所致。

(一)气血虚弱

孕妇素体虚弱,或脾虚气血不足,胞中胎儿亦弱,无力转头向下,而致胎位异常。

(二)气机郁滞

孕妇孕期多食,胞中胎儿过大,胎头下移受限;或情志不畅,气机受阻,而致胎位不正。

二、辨证

证候:妊娠 30 周后发生胎位不正,对孕妇来说并无自觉症状,经产前检查方能明确诊断。若气血虚弱者,可兼见气短,神疲乏力,面色不华,食少便溏,舌淡脉弦;气机郁滞者,可兼见精神抑郁,急躁易怒,胸胁胀满,嗳气,苔薄,脉弦。

治法:调理胎位。

三、针灸治疗

(一)刺灸

取穴:至阴。

随症配穴:气血虚弱者,加足三里、血海。气机郁滞者,加太冲、阳陵泉。

刺灸方法:艾条灸至阴,余穴针用平补平泻法。

方义:至阴为足太阳膀胱经之井穴,与肾经相连,胞络者系于肾,灸至阴可调节少阴之气,以矫正胎位。配足三里、血海益气养血。取太冲、阳陵泉疏通气机。

(二)电针

取至阴、足三里,针刺后通脉冲电流,以密波刺激 30 分钟,每天或隔天 1 次。

四、推拿治疗

取穴:膻中、气海、关元、肾俞、命门、腰阳关、三阴交、至阴等。

手法:揉、振、按、点等法。

操作:患者仰卧位,膝关节屈曲,腹部外露以确定胎头位置和胎心位置。先施掌揉法于腹部,然后,一手托住腰部,一手按于腹部施振法,使腹部透热为度。再轻轻按揉膻中、气海、关元、三阴交等穴。患者侧卧位,施掌揉法于肾俞、命门、腰阳关,再点按足三里、三阴交、至阴。患者仰卧位,一手按准胎儿头部,一手按准胎儿臀部,双手同时施振法。可配用妇科外倒转术,使胎位趋于正常。

第七节 子　　痫

妊娠期或临产时及新产后,眩晕头痛,突然昏不知人,两目上视,牙关紧闭,四肢抽搐,角弓反张,少顷可醒,醒后复发,甚则昏迷不醒者,称子痫或妊娠痫证,常见于初产妇。如发病前见患者下肢水肿、头痛、眩晕、上腹不适、胸闷恶心等,称子痫先兆。子痫一旦发生,会严重威胁母、胎生命。

本证相当于西医学的重度妊娠高血压综合征。

一、病因病机

本证主要由肝阳上亢、肝风内动,或痰火上扰、蒙蔽清窍所致。

(一)肝风内动

素体阴虚,孕后精血养胎,肾精益亏,肝血愈虚,血不荣筋,肝风内动;或精不养神,心火偏亢,风火相煽,遂发子痫。

(二)痰火上扰

阴虚热盛,灼津成痰,痰热互结;或肝气郁结,气郁痰滞,蕴而化火,痰火交织;或脾虚生湿,聚湿生痰,郁久化热,以致痰火上蒙清窍,神志昏冒。

二、辨证

(一)肝风内动

证候:妊娠晚期,或临产时及新产后,头痛眩晕,突发昏仆,两目上视,牙关紧闭,四肢抽搐,角弓反张,时作时止或久作不省,手足心热,颧赤息粗,舌红或绛,苔无或花剥,脉弦细而数。

治法:平肝熄风,养阴清热。

(二)痰火上扰

证候:妊娠晚期或临产时及新产后,头痛胸闷,突然昏仆,两目上视,牙关紧闭,口流涎沫,面浮肢肿,息粗痰鸣,四肢抽搐,角弓反张,时作时止,舌红,苔黄腻,脉弦滑而数。

治法:清热开窍,豁痰熄风。

三、针灸治疗

(一)刺灸

1.肝风内动

取穴:太冲、三阴交、太溪、风池、百会。

随症配穴:昏仆不醒者,加水沟、涌泉。牙关紧闭者,加下关、颊车。四肢抽搐者,加阳陵泉。

刺灸方法:针用补泻兼施法。

方义:太冲平肝熄风。三阴交、太溪育阴潜阳,配风池可养阴清热息风。百会醒神开窍。

2.痰火上扰

取穴:百会、劳宫、丰隆、中脘、行间。

随症配穴:痰涎盛者,加天突、上脘。昏仆不醒、牙关紧闭、四肢抽搐者,配穴同"肝风内动"型。

刺灸方法:针用补泻兼施法。

方义:百会、劳宫清热开窍,安神镇惊。丰隆、中脘清热化痰,配行间可泄热熄风。

(二)耳针

取肝、肾、神门、交感、皮质下、枕,每次选2～4穴,毫针中度刺激,每天1～3次。

四、推拿治疗

(一)基本治法

取穴:水沟、涌泉、风池、百会、合谷、三阴交、足三里、丰隆等。

手法:掐、按、揉、拿等法。

操作:发作时令患者仰卧位,掐水沟、涌泉直至苏醒。苏醒后令患者坐位,五指拿法从头顶拿至风池数次,按揉风池、百会、曲池、合谷、神门、三阴交、太溪、足三里、丰隆等穴。

(二)辨证加减

肝风内动者,加按揉肾俞、太冲、行间,擦涌泉。痰火上扰者,加摩腹,按揉中脘、膻中、章门、期门、肝俞、脾俞、胃俞、内关,头颞侧扫散法。血压高或不稳定者,推双侧桥弓 10～20 次。

第八节　产后缺乳

产妇在哺乳期乳汁分泌量少或乳汁全无,称为产后缺乳,亦称产后乳不下、产后乳不足。本证可出现在产后及整个哺乳期。如哺乳期由于再度妊娠而无乳或妇人先天无乳,皆不能作产后缺乳论。

本证相当于西医学中由于内分泌障碍、营养不良及精神因素导致的产后乳汁分泌过少或无乳。

一、病因病机

本证多因身体虚弱、气血生化之源不足,或因肝郁气滞、乳汁运行受阻所致。

(一)气血亏虚

素体脾胃虚弱,或分娩失血耗气,或孕期产后调摄失宜,或产后思虑过度伤脾,气血生化之源不足,导致乳汁缺乏。

(二)肝气郁滞

产后情志抑郁,肝失条达,气机不畅,经脉壅滞,乳汁运行受阻,发为缺乳。

二、辨证

(一)气血亏虚

证候:产后乳少或全无,乳汁清稀,乳房柔软无胀感,面色少华,唇爪苍白,神疲食少,舌淡,脉细弱。

治法:益气补血通乳。

(二)肝气郁滞

证候:产后乳汁甚少或全无,乳汁稠,乳房胀满而痛,情志抑郁,胸胁胀痛,食欲减退,舌暗红或尖边红,苔薄黄,脉弦细或弦数。

治法:疏肝解郁下乳。

三、针灸治疗

(一)刺灸

1.气血亏虚

取穴：乳根、膻中、脾俞、足三里、少泽。

随症配穴：食少便溏者,加天枢、中脘。血虚甚者,加膈俞、三阴交。

刺灸方法：针用补法,可加灸。

方义：乳房为阳明所过,取乳根可疏通阳明经气而催乳。气会膻中益气调气,以助催乳。脾俞、足三里健运脾胃,益气补血。少泽为催乳效穴。

2.肝气郁滞

取穴：膻中、乳根、内关、太冲、少泽。

随症配穴：胸胁胀满者,加肝俞、期门。乳房胀满而痛者,加合谷、梁丘。

刺灸方法：针用泻法,可加灸。

方义：膻中、乳根调气通络催乳。内关与太冲分属手足厥阴经,可疏肝解郁、理气通络。少泽为通乳效穴。

(二)耳针

取胸、内分泌、交感、肝、脾、肾,每次选 2～4 穴,毫针中度刺激,留针 15～20 分钟,隔天或每天 1 次。

(三)艾灸

取膻中、乳根,以艾条温和灸 10～20 分钟,每天 2 次。

(四)穴位注射

取膻中、乳根、肝俞、合谷,用 0.5％普鲁卡因 20 mL 加入维生素 B$_1$ 100 mg,每穴注射 3～5 mL,每天2 次,3 天为 1 个疗程。

(五)皮肤针

扣打肺俞至三焦俞、天宗、膻中、乳房周围,根据证候虚实分别给予轻、重刺激。

四、推拿治疗

(一)基本治法

取穴：膻中、乳根、天宗、厥阴俞、膏肓、足三里、太冲、合谷、少泽等。

手法:一指禅推、按、揉、推、抹、掐等法。

操作:患者仰卧位,一指禅推膻中、乳根,在患者胸部乳房周围轻轻按揉数次,沿乳腺分布由乳根向乳头推抹。按揉足三里、太冲,以酸胀为度。

患者俯卧位,按揉天宗、厥阴俞、膏肓、合谷,掐少泽。

(二)辨证加减

气血亏虚者,加一指禅推中脘、气海、膈俞、足三里;横擦脾俞、胃俞,透热为度。肝气郁滞者,加一指禅推章门、期门,按揉内关、肝俞,斜擦两胁。

第七章

皮外科常见疾病的针灸推拿治疗

第一节 风 疹

风疹是以皮肤瘙痒异常,出现成块成片、疏密不一的疹团为主证的一种皮肤病,又名"瘾疹"。发病迅速,遇风易发,有急性和慢性之分。其特征是皮肤上出现大小不等、数目不一的风疹块,时隐时现,伴有强烈的瘙痒感。急性者短期发作后多可痊愈,慢性者常表现为疹块反复发生,时轻时重,病程可达数月或经久难愈。本病可发生于任何年龄,但常见于青壮年。

本病相当于西医学之"荨麻疹"。

一、临床表现

(一)风热犯表

风疹色红,灼热刺痒,遇热加剧,搔抓后起风团或条痕,伴发热恶寒,咽喉肿痛,苔薄黄,脉浮数。

(二)风寒束表

皮疹色淡微红,遇风寒加重、得暖则减,冬重夏轻,伴恶寒,口不渴,舌淡,苔薄白,脉浮紧。

(三)肠胃实热

皮疹色红,成块成片,瘙痒异常,伴脘腹疼痛、恶心、呕吐、便秘或泄泻,苔黄腻,脉滑数。

(四)血虚风燥

皮疹淡红,反复发作,迁延日久,疲劳时加重,伴心烦少寐、口干、手足心热,舌红,少苔,脉细数。

二、治疗

(一)针灸治疗

(1)选穴:曲池、合谷、血海、三阴交、膈俞、委中。

(2)加减:风热犯表加大椎、风池,咽喉肿痛甚者加商阳、鱼际,呼吸困难配天突、膻中,咽痛加少商点刺出血,腹痛腹泻加天枢;风寒束表加风门、风池,头痛者加太阳,若挟湿兼见面部水肿者加阴陵泉;肠胃实热加足三里,脘腹疼痛者加中脘、天枢,恶心呕吐者加内关;血虚风燥加足三里、三阴交、脾俞,心烦少寐、手足心热者加神门、风池。

(3)操作:毫针刺,每天1次,每次留针20~30分钟,6次为1个疗程。

(二)其他疗法

1.耳针

(1)选穴:肺、大肠、肾上腺、神门、内分泌。

(2)操作:每次取2~3穴,毫针中度或强度刺激,留针20~30分钟。或用压籽法,每天按压3~5次,每次每穴按压20~30下,3天换药1次,两耳轮换,贴压5次为1个疗程。

2.拔罐法

(1)选穴:神阙。

(2)操作:用闪火法拔罐。留3~5分钟即可起罐,稍停片刻再行拔罐,反复3次结束。每天1次。

3.三棱针法

(1)选穴:主穴有大椎、血海。配穴:疹发上肢配曲池,疹发下肢配委中,疹发背部配膈俞。

(2)操作:在穴位局部揉按后常规消毒,用三棱针点刺使血溢出,加拔火罐15分钟。隔天1次。

三、按语

(1)针灸治疗风疹效果较好,对反复发作者须查明原因,针对病因治疗。

(2)本病属过敏性皮肤病,变应原很难找到,某些慢性风疹较难根治。若发作时出现呼吸困难(合并过敏性哮喘),应及时采取综合治疗,以免发生窒息。

（3）忌食鱼腥虾蟹等易致过敏的食物；对易致过敏的药物，也应避免应用；便秘者应保持大便通畅。

第二节 蛇 丹

蛇丹是以突发单侧簇集状水疱，呈带状分布，并伴有烧灼刺痛为主症的病证，又称"蛇串疮""蛇窠疮""蜘蛛疮""火带疮""缠腰火丹"等。本病多因情志内伤，或因饮食失节而致肝胆火盛，脾经湿热内蕴，复又外感火热时邪，毒热交阻经络，凝结于肌肤、脉络而成。

西医学的带状疱疹属于本病范畴。

一、辨证

本病以皮肤呈带状分布的灼热刺痛，皮色发红，继则出现簇集性粟粒大小丘状疱疹为主要症状。根据临床表现可分为肝胆火毒和脾胃湿热两型。疱疹消失后遗留疼痛者，证属余邪留滞，血络不通。

（一）肝胆火毒

疱疹色鲜红，灼热疼痛，疱壁紧张，口苦，心烦，易怒，脉弦数。

（二）脾胃湿热

疱疹色淡红，起黄白水疱，疱壁易于穿破，渗水糜烂，身重腹胀，苔黄腻，脉滑数。

二、治疗

（一）针灸治疗

（1）治则：清热燥湿，解毒止痛。以局部阿是穴及相应夹脊穴为主。

（2）主穴：阿是穴、局部夹脊穴、合谷、曲池。

（3）配穴：肝胆火盛者，配太冲、支沟；脾胃湿热者，配血海、阴陵泉、三阴交。

（4）操作：毫针刺，用泻法。疱疹局部阿是穴用围针法，即疱疹带的头、尾各刺一针，两旁则根据疱疹带的大小选取 1～3 点，向疱疹带中央沿皮平刺。或用三棱针点刺疱疹及其周围，再拔罐，令每罐出血 3～5 mL。

（5）方义：局部阿是穴围针刺或点刺拔罐可引火毒外出。本病是由疱疹病毒侵害神经根所致,取相应的夹脊穴,直刺毒邪所留之处,可泻火解毒、通络止痛,正符合《黄帝内经》所言"治病者,先刺其病所从生者也";合谷、曲池合用疏导阳明经气,以清解邪毒。

(二)推拿治疗

(1)治则:清热利湿,通络止痛。以足厥阴、足太阴经穴位及皮损周围邻近部和(或)局部为主。

(2)取穴:大椎、肝俞、胆俞、期门、日月、章门、曲泉、阴陵泉、三阴交、太冲、皮损周围邻近部和(或)局部。

(3)手法:一指禅推法、点压法、按揉法、摩法、拿法、搓法、㨰法。

(4)操作:皮疹期,患者取坐位或俯卧位,于大椎、肝俞、胆俞、脾俞等穴以拇指或示、中叠指点压,再在期门、日月、章门等穴施以一指禅推法或按揉法,继在皮损四周 3 cm 以外做㨰法、抹法或摩法。患者取仰卧位或侧卧位,于曲泉、阴陵泉、三阴交和太冲等穴用拇指或屈示指关节点压,并在足厥阴经、足太阴经和足少阴经膝下部位施以四指推法、拿法或搓法,手法宜较重。后遗疼痛期,于膈俞、肝俞、腋中、气海、血海和三阴交等穴点压或揉拨,在局部和邻近部位施以揉法、摩法、扫散法或振荡法。疱疹出现在三叉神经第一支分布区域者,加拿风池,点压或揉拨迎香、合谷、中渚、内庭;疱疹出现于颈神经分布区域者,加拿风池,点压或揉按率谷、翳风、阳溪、阳池、阳谷、昆仑或抹桥弓;疱疹出现于肋间神经分布区域或腰骶部者,加点压或揉按支沟、间使、阳陵泉、委中、飞扬、悬钟;伴有发热者,加点压或揉按曲池、合谷,拿肩井、五经;伴食欲不振、苔腻者,加点压或揉按胃俞、意舍、中脘、足三里;伴有头痛者,加揉按百会、四神聪,拿风池,抹额部和太阳部。

(三)其他治疗

1.皮肤针

疱疹后遗的神经痛可在局部用皮肤针叩刺后,加艾条灸。

2.耳针

选胰、胆、肾上腺、神门、肝。毫针刺,强刺激,捻转 3～5 分钟,每次留针 30～60 分钟,每天 1 次。

3.穴位注射

选肝俞、足三里、相应夹脊穴。用维生素 B_1 和 B_{12} 注射液,每次每穴注射 0.5 mL,每天或隔天 1 次。

4.激光照射

选阿是穴,用氦-氖激光治疗仪局部照射,每次 20～30 分钟,每天 1 次。

三、按语

(1)针灸推拿治疗带状疱疹效果很好。早期应用针灸治疗能减少神经痛的后遗症状,若遗留有神经痛针灸有较好的止痛效果。少数病例合并化脓感染须外科处理。

(2)本病应注意与单纯性疱疹相鉴别,单纯性疱疹好发于皮肤黏膜交界处,多出现于发热性疾病过程中,且有反复发作史。

(3)治疗时若配合中药内服外敷效果更好。其间应忌食辛辣、油腻、鱼虾等发物。

(4)疱疹期禁止在皮损部施用任何手法。

第三节　牛　皮　癣

牛皮癣以皮肤革化呈苔藓样改变和阵发性剧痒为主症,又称"顽新""摄领疮"等。成年人多发,多局限于某处,如颈项、肘窝、腋窝、阴部、骶部等,偶可见散发全身,双侧对称分布。中医学认为本病初起多为风热之邪阻滞肌肤,或颈项多汗,衣着硬领摩擦刺激所致;或病久耗伤阴血,血虚生风生燥,或血虚肝旺,情志不遂,郁闷不舒,紧张劳累,心火上炎致气血运行失职,凝滞肌肤而成。

西医学中神经性皮炎属于此范畴,认为是一种皮肤神经功能失调所致的肥厚性皮肤病。

一、临床表现

(一)风热交阻

内伤七情,情绪烦躁,致卫表不固,易受风热之邪侵袭,凝聚不散,阻滞经脉,发于皮肤而成本病;证见皮损以丘疹为主或发为红斑,瘙痒阵发,舌红,苔微黄或黄腻,脉弦滑数。

(二)血热生风

肝气不舒,郁而化热,热伏营血,而致血热生风,风盛与血热交于肌表,发于肌肤则发病；证见皮疹全身泛发，呈大片浸润潮红斑块，并有抓痕、血痂或苔藓样变，自觉奇痒不止，心烦内热，口渴喜冷饮，尿黄便干，舌红，苔黄腻，脉濡数。

(三)血虚风燥

风热、血热炽盛，日久耗伤阴血，营血亏虚，血虚生风，风盛则燥，燥盛则肌肤失养而发病；证见病久后肌肤失养，皮损渐呈苔藓样变，表面干燥脱屑或有抓痕结痂，剧痒，入夜尤甚，舌淡红，苔薄白，脉细数。

二、针灸治疗

(一)常用处方

主穴：阿是穴、膈俞、曲池、合谷、血海。

配穴：血虚加足三里、三阴交，肝郁化火加肝俞、行间。

方义：阿是穴围刺，可散病损处毒邪，疏通气血，使患部肌肤得以濡养。合谷、曲池祛风止痒；血海、膈俞，活血养血，乃符合"治风先治血，血行风自灭"之意。

操作：阿是穴围刺，并可艾灸，针用泻法。

(二)其他疗法

1.灸法

艾条熏灸病灶局部，围绕病灶从中心向外缘移动，灸至皮色发红、表皮发热，每天一次，30次为1个疗程。

2.耳针

肺、肝、神门、皮质下、肾上腺、内分泌、皮损相应区、耳背静脉。耳背静脉可用三棱针点刺放血数滴，隔天一次。

3.头针

双侧感觉区上2/5或选相应部位之感觉区，每天1次。

(三)注意事项

避免局部刺激，忌用热水烫洗或搔抓。忌食辛辣刺激性食物，以防病情加重。

第四节 白 驳 风

白驳风是一种原发性、局限性皮肤色素脱失性皮肤病,因皮肤色素脱失而产生大小不等、形态各异的白色斑片。本病多因七情内伤,肝气郁结,气机不畅,复感风邪,搏于肌肤,以致气血失合而发。本病症状特点为,皮肤突然出现色素脱失斑,以后渐渐扩大为形状不规则,边界清楚的白色斑片,白斑内毛发变白,边缘常绕一色素加深带,有的白斑内可见色素沉着,但皮肤无萎缩、硬化及脱屑等变化,无自觉症状。

一、临床表现

(一)气血不和

五志不遂,气机紊乱,气血失和,失其濡养之职,酝为白斑;证见白斑色淡,边缘模糊,发展缓慢;伴神疲乏力,面色㿠白,手足不温;舌淡苔白,脉细。

(二)风湿阻络

情志内伤,肝气郁结,气血失和,复感风邪,夹湿相搏与肌肤,使肌肤失养,发为白斑;证见白斑色淡,边缘不清;病程较长,多泛发而不局限;伴肌肉麻木或关节酸痛;舌淡苔薄白,脉弦细。

(三)肝肾不足

肝肾不足,外邪侵袭,郁于肌肤,或精亏不能化血,血虚不能生精,皮肤腠理失其所养而发病;常见病史较长,病灶局限或泛发;伴头晕耳鸣,失眠健忘,腰膝酸软;舌红少苔,脉细弱。

(四)瘀血阻滞

跌打损伤,化学灼伤,或愤怒伤肝而气滞血瘀,络脉瘀阻,毛窍闭塞,肌肤腠理失养而发病;证见病灶局限或泛发,边界清楚;发展缓慢,局部可有刺痛;舌脉怒张,舌紫暗或有瘀斑、瘀点,苔薄白,脉涩。

二、针灸治疗

(一)常用处方

主穴:合谷、曲池、三阴交、阿是穴。

配穴:气血不和配血海、足三里,肝肾不足配三阴交、太溪,瘀血阻滞配血海、太冲、膈俞。

方义:取合谷、曲池,以散热解表;取阿是穴可疏散局部风热,更可疏通局部气血,使肌肤得以濡养。

操作:阿是穴梅花针叩刺,轻微出血为度;毫针中等强度刺激,平补平泻,留针20分钟,每天一次,15次1个疗程。

(二)其他疗法

1.耳针

皮损相应区,配内分泌、肾上腺、交感等区域。

2.灸法

艾灸患处局部,至白斑转为正常肤色或高度充血为度,每天1次,每次15分钟。

(三)注意事项

可进行适当阳光浴,但要注意避免晒伤。避免滥用刺激性强的外用药物,以防损伤皮肤。少吃含维生素C高的蔬菜水果。

第五节 黄 褐 斑

黄褐斑是一种以颜面部出现局限性黄褐色或淡黑色皮肤色素改变为主症的皮肤病。中医学称为"黧黑斑",此外还有"肝斑""面尘""蝴蝶斑"等别名。本病好发于青中年女性,尤以多发于孕妇及经血不调的妇女为多,男子亦可患病,皮损日晒后多可加重。本病多由七情内伤,饮食不调,劳倦失宜,妇人经血不调等导致。

西医学认为本病发病机制十分复杂,确切的发病原因目前尚不十分清楚。

一、辨证

本病以颜面部对称分布黄褐色或淡黑色斑片(或深或浅,大小不定,形状各异,如钱币、蝇翅状或蝴蝶状),日晒后加重为主要症状。临床根据兼症可分为肝郁气滞、肝脾不和、脾胃虚弱和肾阴不足等证型。

（一）肝郁气滞

肝郁气滞为浅褐色至深褐色斑片，呈地图状或蝴蝶状，轮廓易辨，边缘不整，对称分布于目周、颜面；可伴有胁胀痞满，烦躁易怒，纳后腹胀，月经不调，经前斑色加深，两乳胀痛；舌苔薄白，脉弦。

（二）肝脾不和

肝脾不和为栗皮色，地图斑片状，边缘不整，轮廓较清晰，对称分布于双颧、目、额面、鼻周、口周；伴胸脘痞闷，两胁作痛，腹胀便溏，月经不调；舌苔白，脉弦滑。

（三）脾胃虚弱

脾胃虚弱为灰黑色斑片，状如蝴蝶，境界模糊，自边缘向中央逐渐加深，对称分布于前额、鼻翼、口周；伴气短乏力，腹胀纳差，四肢酸软；舌淡苔腻，脉细弱。

（四）肾阴不足

肾阴不足为黑褐色斑片，大小不定，形状不规则，轮廓鲜明，多以鼻为中心、对称分布于颜面、伴头眩耳鸣，腰酸腿软，五心烦热，骨蒸盗汗、舌红少苔，脉细数。

二、治疗

（一）针灸治疗

（1）治则：活血通络，疏肝健脾，滋补肝肾。以足太阴、足厥阴、足少阴经穴位及病变局部穴位为主。

（2）主穴：太阳、阳白、攒竹、颊车、迎香、地仓、下关、血海、三阴交。

（3）配穴：肝郁气滞加期门、太冲、支沟、肝俞、阳陵泉，脾虚加中脘、足三里、脾俞等穴，肾虚加关元、太溪、气海、肾俞。

（4）操作：毫针刺，太冲、支沟、阳陵泉用泻法，其他穴位用补法。

（5）方义：太阳、阳白、攒竹、颊车、迎香、地仓、下关均为局部取穴，以起到活血通络、荣颜祛斑的作用；血海可活血化瘀；本病发生与肝、脾、肾三脏密切相关，以气血不能上承荣于面为其主要病机，故取三阴交以滋补肝肾，健补脾胃。

（二）推拿治疗

（1）治则：疏肝健脾，滋补肝肾。以足太阴、足厥阴、足少阴经穴位及病变局部穴位为主。

（2）取穴：太阳、阳白、攒竹、颊车、迎香、地仓、下关等。

（3）手法：抹法、揉法、擦法、点法、滚法、拍法等。

（4）操作：患者取仰卧位，主要沿眼轮匝肌、额肌、口轮匝肌及面部主要肌群走行方向施以抹、揉、擦、点、滚、拍等手法，于太阳、阳白、攒竹、颊车、迎香、地仓、下关等穴施以点揉法。肝郁气滞者，加期门、三阴交、太冲、支沟、肝俞、阳陵泉按揉法；脾虚者，加中脘、足三里、关元、脾俞按揉法；肾虚者，加关元、太溪、气海、肾俞按揉法。

（三）其他治疗

1.拔罐

以大椎穴为三角形顶点，两肺俞穴为三角形的两个底角，形成一个等腰三角形为刺络拔罐区，用梅花针在三角区内叩刺，每次选1～2个叩刺点，每个叩刺点上形成15个左右小出血点。叩刺后用2号玻璃罐，以闪火法于叩刺部位上拔罐，每个罐内出血量一般掌握在1 mL以内，隔天1次，10次为1疗程。

2.耳针

选相应部位、缘中、肾上腺、内分泌、肾、肝、脾、肺。月经不调加内生殖器、卵巢，男性加前列腺。相应部位点刺放血，其他主穴和配穴各选2～3个，以王不留行籽贴压。每次贴1耳，两耳轮换，3天1次，10次为1个疗程。临床治疗时间较长，一般需要1～3个月。

三、按语

（1）针灸推拿治疗有一定的疗效。

（2）患者应保持心情舒畅，禁忌忧思恼怒。避免日光暴晒，夏季外出宜打伞戴帽。饮食适量，多食新鲜蔬菜、水果，勿食油腻、辛辣及酒酪之品。局部不宜滥用激素等外用药物。

第六节　扁　平　疣

扁平疣是一种以发生于皮肤浅表部位的小赘生物为主症，多发生于青年人颜面、手背部的常见皮肤病，尤以青春期前后女性为多，故也称为青年扁平疣。中医学称为"扁瘊""瘊子""疣目"。本病多由肌肤受风热之邪搏结而赘生，或因肝气郁结,气血凝滞,发于肌肤而成。

西医学认为本病是由人类乳头瘤病毒引起。

一、辨证

本病以颜面、手背和前臂处散在或密集分布的淡红色或褐色米粒至芝麻粒大的扁平丘疹为主要症状。临床根据兼症可分为肝郁化火、风热搏结等证型。

(一)肝郁化火

兼见烦躁易怒,口苦咽干,目眩,脉弦。

(二)风热搏结

发病初期,丘疹呈淡红色或红褐色伴有瘙痒;兼见咳嗽,发热,脉浮数。

二、治疗

(一)针灸治疗

(1)治则:疏风清热,泻肝养阴。以手阳明经穴位为主。

(2)主穴:阿是穴(疣体所在部位)、合谷、曲池、血海。

(3)配穴:肝郁化火者,加行间、侠溪;风热搏结者,加风池、商阳。

(4)操作:毫针刺,泻法。用26～28号0.5～1寸毫针,在母疣中心快速进针至疣底部,大幅度捻转提插30次左右,然后摇大针孔,迅速出针,放血1～2滴,再压迫止血;若疣体较大,再于疣体上下左右四面与正常皮肤交界处各刺1针,以刺穿疣体对侧为度,施用同样手法。3～5天针刺1次。

(5)方义:本证刺法以刺疣体局部为主,用粗针刺出血再按压止血,意在破坏疣底部供应疣体的营养血管,使之出血、阻塞,断绝疣体的血液供应,从而使疣体枯萎脱落。因本证为风热毒邪结聚于皮肤所致,故疣数较多者取合谷、曲池针而泻之,散风清热;再针泻血海以凉血化瘀、软坚散结,更有助于疣体之枯萎。

(二)其他治疗

1.激光照射

选取阿是穴,用7～25 mW的氦-氖激光仪散焦做局部照射20～30分钟,每天1次。

2.耳针

选肺、肝、肾、面颊、内分泌、交感,每次取2～3穴,毫针刺,中等强度刺激,留针30分钟,每天1次。亦可用王不留行贴压。

三、按语

(1)针灸治疗扁平疣有较好疗效,多采用局部选穴。若在治疗期间出现局部色泽发红,隆起明显,瘙痒加重,往往是经气通畅之象,为转愈之征兆,应坚持治疗。

(2)治疗期间应忌食辛辣、海鲜等发物,避免挤压摩擦疣体,以防感染。

第七节 痤 疮

痤疮俗称"青春痘""粉刺",是青春期常见的一种发生在毛囊皮脂腺结构的慢性炎症。多发于青年男女,男性多于女性,一般青春期过后都自然痊愈。好发于面部、胸背部皮脂腺丰富的部位,可形成粉刺、丘疹、脓肿等损害,有碍美观。如果失治误治,病情恶化,会产生很多瘢痕。

一、临床表现

本病多见于18～30岁的青年男女,受损害的部位为颜面、前额部,其次为胸背部。初期为粉刺,可挤出乳白色粉质样物,常对称分布,也可散在发生。之后可演变为炎性丘疹、脓疱、结节、囊肿和瘢痕等,常数种情况同时存在。病程长短不一,成年后多可缓解自愈,遗留或多或少的凹陷状瘢痕或瘢痕疙瘩。

(一)肺经风热

以丘疹损害为主,可有脓疱、结节、囊肿等;伴有口渴,小便短赤,便秘;苔薄黄,脉数。

(二)脾胃湿热

颜面皮肤油腻不适,皮疹有脓疱、结节、囊肿等;伴有口渴、便秘;舌红,苔黄腻,脉濡数。

(三)冲任不调

病情与月经周期相关,伴有月经不调、痛经等;舌红,苔薄黄,脉弦数。

二、治疗

(一)针灸治疗

(1)选穴:合谷、曲池、足三里及病位局部穴位。

（2）加减：肺经风热加大椎、肺俞，脾胃湿热加内庭，冲任不调加血海、关元。

（3）操作：毫针刺，每天 1 次，每次留针 20～30 分钟，6 次为 1 个疗程。

（二）其他疗法

1.拔罐法

（1）选穴：大椎。

（2）操作：用三棱针散刺出血后拔罐。

2.耳针

（1）选穴：肺、大肠、膈、内分泌、皮质下、神门、面颊。

（2）操作：可用三棱针在内分泌、皮质下等穴位处进行点刺放血，或用压籽法。

3.三棱针法

（1）选穴：大椎、耳背静脉、与病位相关经脉的井穴。

（2）操作：常规消毒后，用三棱针点刺大椎穴，待血液流出后加拔火罐，继而点刺耳背静脉和井穴，双手挤压出血数滴，每周 1 次。

4.穴位注射法

（1）选穴：足三里。

（2）操作：穴位消毒后，抽取肘静脉血液 3 mL，迅速注射到一侧或两侧足三里穴内，10 天 1 次。

第八节　疔　　疮

　　疔疮是以病初即有粟粒样小脓头，发病迅速，根深坚硬如钉为主症的好发于颜面部和手足部的外科疾病。本病多因肌肤不洁，邪毒乘隙侵袭，邪热蕴结肌肤；或因恣食膏粱厚味和酗酒等，以致脏腑蕴热，毒从内发而致。若毒热内盛则流窜经络，内攻脏腑则属危候。

　　西医学的颜面部疖、痈，以及急性甲沟炎、脓性指头炎、急性淋巴管炎等由金黄色葡萄球菌感染所致的急性化脓性炎症均属于本病范畴。

一、辨证

　　本病以毛囊口脓疮隆起，呈圆锥形的黄色或紫色炎性硬结，状如粟粒为主要症状。

(一)火毒流窜经络

四肢部疔疮,患处有红丝上窜者,名"红丝疔"。

(二)疔疮走黄

疔疮内攻脏腑之危候,兼见壮热烦躁,眩晕呕吐,神昏谵语。

二、治疗

(一)针灸治疗

(1)治则:清热解毒,行气活血。以督脉穴位为主。

(2)主穴:身柱、灵台、合谷、委中。

(3)配穴:根据患部所属的经脉循经取穴。如发于面部者,属手阳明经,配商阳、内庭;属少阳经者,配关冲、足临泣;属太阳经者,配少泽、足通谷。发于手者,可配足部同名经腧穴;发于足者,配手部同名经腧穴。如系红丝疔,可沿红丝从终点依次点刺到起点,以泻其恶血。疔疮走黄伴高热者,可点刺十宣或十二井穴出血或针刺水沟;伴神昏者配水沟、关冲、内关。

(4)操作:毫针刺,用泻法。或三棱针点刺出血。

(5)方义:督脉总督诸阳,灵台为治疗疔疮经验穴,配合身柱有疏泄阳热火毒之功。合谷为手阳明经原穴,阳明经多气多血,在三阳经中阳气最盛,故泻之可清阳热祛火毒,对面部疔疮更为适宜。疔疮为火毒蕴结血分之急症,委中又名"血郄",刺血可清泻血热。

(二)其他治疗

1.挑刺

寻找背部脊柱两旁丘疹样突起,用三棱针挑刺,每天1次。或取心俞、脾俞等。

2.耳针

选神门、肾上腺、皮质下、相应部位穴位,每次取2~3穴,毫针刺,中度刺激,留针30~60分钟,每天1次。

3.隔蒜灸

选阿是穴,将蒜片置于疖肿上,艾炷置于蒜片上点燃灸之,每一疖灸3~10壮,每天1次,10次为1个疗程。轻者灸3~4次可痊愈,为防止复发应灸完1个疗程,重者一般需2个疗程。

三、按语

(1)针灸治疗疔疮有一定的疗效。

(2)疔疮初起,切忌挤压、挑刺,不宜在病变部位拔罐和针刺;红肿发硬时忌手术切开,以免感染扩散;如已成脓,应转外科处理。

(3)疔疮走黄,症情凶险,应采取综合治疗。

(4)治疗期间应忌食鱼、虾及辛辣厚味,多食新鲜蔬菜。

第九节　斑　　秃

斑秃是指头皮部毛发突然发生斑状脱落的病证,中医学称"油风",俗称"鬼剃头"。中医学认为"发为血之余",本病主要由于房劳过度,肾精亏损;或思虑伤脾,气血生化无源;或肝肾阴虚,精血不足,血虚生风而毛发失养脱落。或情志不畅,肝气郁结而致血瘀气滞,瘀血不去,新血不生,血不养发而脱落。或精神刺激,心火亢盛而血热生风,风动脱发。

西医学中由中枢神经功能紊乱、内分泌失调、毛发乳头供血障碍、营养不良所致的斑秃属本病范畴。

一、辨证

本病以患者头发突然成片脱落,脱发区呈圆形、椭圆形或不规则形,边界清楚,小如指甲,大如钱币,一个至数个不等,皮肤光滑而有光泽为主要症状。临床根据病因不同可分为肝肾不足、气滞血瘀和血虚生风等证型。

(一)肝肾不足

伴头晕目眩,耳鸣,失眠多梦,健忘,舌淡无苔,脉濡细。

(二)气滞血瘀

病程日久,面色晦暗,舌质黯或有瘀点、瘀斑,脉弦涩。

(三)血虚生风

兼见患部发痒,头晕,失眠,舌淡红,苔薄,脉细弱。

二、治疗

(一)针灸治疗

(1)治则:养血祛风,活血化瘀。以督脉穴及患部阿是穴为主。

(2)主穴:阿是穴、百会、风池、太渊、膈俞。

(3)配穴:肝肾不足者,配肝俞、肾俞;气滞血瘀者,配太冲、血海;血虚风燥者,配足三里、血海。

(4)操作:毫针刺,主穴中阿是穴用梅花针叩刺,血虚证以局部发红为度,瘀血证以微有渗血为度;太渊、膈俞虚补泻实,余穴用泻法。配穴按虚补实泻法操作。

(5)方义:头为诸阳之会,百会为足太阳经与督脉泻法交会穴,风池为足少阳经与阳维脉交会穴,且二穴皆近脱发患处,同用泻法可疏通患部气血,疏散风邪;肺主皮毛,太渊为肺经原穴,且脉会太渊,血会膈俞,二穴同用补法能益气养血,泻法能活血化瘀;梅花针叩刺阿是穴,可疏导局部经气,促进新发生长。

(二)推拿治疗

(1)治则:养血祛风,活血化瘀。以督脉穴及患部阿是穴为主。

(2)取穴:百会、印堂、风池、内关、曲池、合谷、足三里、解溪、三阴交、涌泉等。

(3)手法:按揉法、拿法。

(4)操作:患者坐位,于风池穴施以拿法,于风池穴或风池穴下二横指的颈背两侧皮下肌腱或皮下结节处以右手拇指、示指用力按揉,以患者感觉到酸痛、全身发热、前额部出汗为度;于百会、印堂、内关、曲池、合谷、足三里、解溪、三阴交、涌泉等穴施以按揉法,至患者感觉全身发热,酸麻胀感明显为止。

(三)其他治疗

皮肤针选阿是穴。用梅花针轻叩患部,至皮肤微呈红晕时为止,每天 1 次,10 次为 1 个疗程。

三、按语

(1)针灸推拿治疗本病有较好效果,但对毛发全脱者疗效欠佳。

(2)本病应注意与脂溢性脱发相鉴别,脂溢性脱发多从额部开始,延及前头和颅顶部,伴有脂溢,患部毛发稀疏、均匀不一,常有瘙痒及脱屑。

(3)治疗期间及平时宜保持心情舒畅,忌烦恼、悲观、忧愁。

第十节　丹　毒

丹毒是以患部皮肤突然变赤、色如涂丹、游走极快为主症的一种急性感染性疾病,常伴有恶寒、高热等。本病多因血分有热,更兼火毒侵袭;或皮肤黏膜破损,邪毒乘隙而入,火热毒邪郁于肌肤,经络气血壅遏而成。发于头面者,多夹风热;发于胸胁者,多夹肝火;发于下肢者,多兼湿热;发于新生儿者,则多由胎毒内蕴,外邪引动而发。

西医学的溶血性链球菌侵入皮肤或黏膜内的网状淋巴管所引起的急性感染性皮肤病属于本病范畴。

一、辨证

主症起病急骤,皮肤红肿热痛,状如云片,边界分明。

(一)热毒夹风

发于头面,兼见发热恶寒,头痛,骨节酸楚,舌红苔薄白或薄黄,脉浮数。

(二)热毒夹湿

发于下肢,红斑表面出现黄色水疱,兼见发热心烦,口渴,胸闷,关节肿痛,小便黄赤,脉濡数。

(三)热毒内陷

出现胸闷呕吐、壮热烦躁、恶心呕吐、神昏谵语甚至痉厥等,属危急之候。

二、治疗

(一)针灸治疗

(1)治则:清热解毒,凉血祛瘀。以手阳明、足阳明、足太阳经穴位为主。

(2)主穴:大椎、曲池、合谷、委中、阿是穴。

(3)配穴:热毒夹风者,配风门;热毒夹湿者,配血海、阴陵泉、内庭;热毒内陷者,配十宣或十二井穴。

(4)操作:毫针刺,用泻法。大椎、委中、十宣、十二井诸穴均可用三棱针点刺出血,皮损局部阿是穴用三棱针散刺出血。

(5)方义:阳气过多则为热,热甚则为火,火盛则为毒,故清火毒必当泻阳气。

阳明经为多气多血之经,在三阳经中阳气最盛,故本病以取阳明经穴为主。大椎为督脉与诸阳经交会穴,曲池、合谷为手阳明经穴,三穴同用可泻阳气而清火毒。委中又名"血郄",凡血分热毒壅盛之急症,用之最宜。本病病在血分,诸经穴及皮损局部点刺或散刺出血可直接清泻血分热毒,热毒出泻则丹毒自消,有"菀陈则除之"之义。

(二)其他治疗

1.刺络拔罐

选取皮损局部阿是穴,用三棱针散刺或用皮肤针叩刺出血,刺后拔罐。

2.耳针

选取肾上腺、神门、耳尖、耳背静脉、皮损对应部位,毫针刺,中度刺激,其中耳尖、耳背静脉点刺出血。

三、按语

(1)针灸治疗本病有效,但一般应配合内服或外用中药以提高疗效,缩短病程。

(2)本病应与接触性皮炎、类丹毒相鉴别。接触性皮炎有过敏物接触史,皮损以红肿、水疱、丘疹为主,伴瘙痒,多无疼痛,且无明显的全身症状。类丹毒相则多发于手部,有猪骨或鱼虾之刺划破皮肤史,红斑范围小,症状轻,无明显症状。

(3)病情严重者,须及时应用抗生素控制感染,并给予相应支持疗法。

第十一节　痄　　腮

痄腮是指因感受风温邪毒而引起的,以发热、耳下腮部漫肿疼痛为主要临床表现的急性传染病。本病又称"蛤蟆瘟""大头瘟"等,全年均可发生,而以冬春季较多见,5～10岁儿童发病率较高。本病多因外感风温邪毒,壅阻少阳经脉,郁而不散,结聚于腮部而致。

本病相当于现代医学的流行性腮腺炎。

一、临床表现

(一)温毒袭表

发热恶寒,一侧或两侧腮部漫肿疼痛,压之有弹性感,舌尖红,苔薄黄,脉浮数。

(二)热毒蕴结

壮热,头痛,口渴多饮,烦躁,腮部肿胀、疼痛拒按,舌红,苔黄,脉滑数。

(三)邪郁肝经

腮部肿痛,发热,男性睾丸肿胀疼痛,女性小腹痛,舌红,苔黄,脉弦数。

(四)毒陷心包

腮部肿胀,高热,头痛,呕吐,神昏,项强,甚则惊厥、抽搐,舌红,苔黄,脉洪数。

二、治疗

(一)针灸治疗

(1)选穴:翳风、颊车、外关、合谷、关冲、足窍阴。

(2)加减:温毒在表配风池,少商;热毒蕴结配商阳,曲池;头痛配风池,太阳;睾丸肿痛配太冲,曲泉;神昏惊厥配水沟,十宣;邪郁肝经配大敦,足临泣;高热者加大椎;睾丸肿痛者加蠡沟;毒陷心肝配劳宫,百会,水沟,行间,十宣。

(3)操作:毫针刺,每天1次,每次留针20~30分钟。6次为1个疗程。

(二)其他疗法

1.灯火灸

(1)选穴:角孙、翳风。

(2)操作:用灯心草一根,蘸麻油点燃后,对准病侧角孙和翳风迅速点灸皮肤,一点即起,灸时听到一响声即可。

2.耳针

(1)选穴:耳尖、对屏尖、面颊、肾上腺。

(2)操作:耳尖以三棱针点刺出血,余穴毫针强刺激,每次留针15~30分钟,间歇行针,每天或隔天1次,左右交替。

三、按语

(1)本病属呼吸道传染病,故治疗期间应注意隔离,一般至腮部肿胀完全消失为止。

(2)如有严重并发症,应配合其他疗法。

第十二节　乳　癖

乳癖是以乳房有形状大小不一的肿块,疼痛,与月经周期相关为主要临床表现的乳腺组织的良性增生性疾病。

根据本病临床表现及特点,与西医病名乳腺囊性增生症基本相同。

一、病因病机

本病主要病因有两方面,一为肝郁痰凝,二为冲任失调。由于情志不遂或受到精神刺激,导致肝气郁结,气机阻滞,思虑伤脾,脾失健运,痰浊内生,肝郁痰凝,气血瘀滞,阻于乳络而发;或因冲任失调,上则乳房痰浊凝结而发病,下则经水逆乱而月经失调。

二、临床表现

(一)肝郁痰凝

乳房胀痛或刺痛,乳房肿块随喜怒消长;伴胸闷胁胀,善郁易怒,失眠多梦;舌质淡红,苔薄白,脉弦和细涩。

(二)冲任失调

乳房肿块或胀痛,经前加重,经后缓减;伴腰酸乏力,神疲倦怠,头晕,月经先后失调,量少色淡,甚或经闭;舌淡,苔白,脉沉细。

三、推拿治疗

(一)治则

疏肝理气,调畅气机。肝气郁结治以疏肝理气,散结;气滞血瘀治以行气活血,散结;肝肾不足治以滋补肝肾,调摄冲脉。

(二)取穴

膈俞、肝俞、肾俞、膻中、三阴交、曲池、合谷等。

(三)操作方法

患者仰卧位,术者位于其一侧,先用示、中及无名指并拢,从天突下沿胸骨向下至剑突,上下往返按揉治疗3～5分钟,继之按揉中府、云门、膻中、乳房、乳根诸穴,反复操作2～3分钟。然后用掌揉法施于乳房周围,反复操作2～3分钟,再用掌振法施于乳房及其周围,持续治疗3～5分钟。

患者俯卧位,术者位于一侧,先用擦法施于脊背部沿两侧膀胱经路线,从上而下反复操作3～5遍。然后用双手拇指分别按揉两侧厥阴俞、膈俞、肝俞诸穴,反复按揉2～3分钟,均以有酸胀为度。

患者坐位,术者位于一侧,先用掌平推法施于前胸部,沿肋间隙由内向外平推,先一侧,后另一侧,反复平推各1～2分钟。继之术者转至背后用双手掌擦法分别于两侧胁肋由后向前斜擦,上下往返操作3～5遍,并用示、中两指点揉期门、章门穴片刻,以酸胀感为度。再拿按曲池、合谷、内关、三阴交、阴陵泉诸穴,点揉太冲,反复治疗2～3分钟,均以酸胀感为佳。

(四)随证加减

肝气郁结者,加按揉膻中,搓擦两胁;气滞血瘀者,加重揉膈俞、血海、阴陵泉1～3分钟;肝肾不足者,加捏脊3～5遍。用大鱼际擦两侧膀胱经上下往返操作1～3分钟,以透热入里为度。

(五)注意事项

避免精神刺激,保持心情舒畅。坚持自我推拿治疗,每天1～2次。经治疗症状无改善,肿块增大,疼痛加重者,应及时转科会诊。

第十三节 乳　　痈

乳痈是指乳房红肿疼痛,乳汁排出不畅,以致结脓成痈的急性化脓性病证。多发于产后哺乳的产妇,尤其是初产妇更为多见。发病多在产后2～4周。发于妊娠期的称为"内吹乳痈";发于哺乳期的称为"外吹乳痈"。相当于西医学的急性化脓性乳腺炎。本病多因乳头发育不良,妨碍哺乳;或乳汁过多,不能完全排空;或乳管欠通畅,影响排乳,致使乳汁淤积,入侵细菌繁殖而发病。

中医认为本病多由忧思恼怒,肝气失于疏泄;或过食肥甘厚味,胃腑积热,致使肝气、胃热相互郁结,经络气血蕴热阻滞,结肿成痈。或因产妇乳头皲裂,乳汁不能吸尽而结;或因产后虚弱,外邪易于侵入;或因乳汁壅滞,或因胎气旺盛,胸满气胀,气机失于疏泄。

一、辨证

本病以乳房红肿热痛为主要症状,同时伴有恶寒、发热、口渴、便秘等。患侧乳房可触及硬块、压痛,患侧腋下淋巴结肿大。实验室检查可见白细胞计数明显增高。

(一)气滞热壅(初期)

患侧乳汁淤积,乳房局部皮肤微红,肿胀热痛,触之有肿块,伴有发热、口渴、纳差,苔黄,脉数。

(二)热毒炽盛(成脓期)

乳房内肿块逐渐增大,皮肤灼热掀红,触痛明显,持续性、波动性疼痛加剧,伴高热、口渴、小便短赤、大便秘结,舌红、苔黄腻,脉洪数。

(三)正虚邪恋(溃脓期)

经 10 日左右,脓肿形成,触之有波动感,经切开或自行破溃出脓后寒热渐退,肿消痛减,疮口渐渐愈合;如脓肿破溃后形成瘘管,或脓流不畅、肿势和疼痛不减,病灶可能波及其他经络,形成"传囊乳痈"。伴有全身乏力、面色少华、纳差,舌淡、苔薄,脉弱无力。

二、论治

(一)针灸

治则:初期清热散结,通乳消肿;成脓期泄热解毒,通乳透脓,均以针刺为主,泻法。溃脓期补益气血,调和营卫,针灸并用,补法或平补平泻。

处方:膻中、乳根、期门、肩井。

方义:膻中、乳根均位于乳房局部,膻中为气之会穴,乳根属于胃经,刺之可宽胸理气,消除患部气血之阻遏;期门邻近乳房,又为肝之募穴,善疏肝理气,化滞消肿;肩井清泄肝胆之火,为治疗乳房肿痛的经验效穴。

加减:气滞热壅加合谷、太冲、曲池以疏肝解郁,宽胸理气,清泄阳明之热毒;热毒炽盛加内庭、大椎清泄阳明之火毒壅滞;正虚邪恋加胃俞、足三里、三阴交补益气血,扶正祛邪;乳房胀痛甚者,加少泽、足临泣以通乳止痛;恶寒、发热加合谷、外关、曲池疏风清热;烦躁、口苦加行间、内关清心除烦。

操作:膻中向患侧乳房横刺;乳根向上刺入乳房底部,不可直刺、深刺,以免伤及内脏;期门沿肋间隙向外斜刺或刺向乳房,不能直刺、深刺,以免伤及内脏;肩井不可向下深刺,以免伤及肺尖,针尖应向前或后下方;其他腧穴常规针刺。病情较重者每天针刺2次。

(二)挑治疗法

在肩胛骨下部或脊柱两旁找压之不退色的瘀血点,用三棱针挑破,使之出血少许。若背部瘀血点不明显,可在患侧膏肓穴上2横指处挑治。

(三)刺络拔罐

初期取大椎、第4胸椎夹脊、乳根(患侧)。在所取穴处用三棱针点刺出血,后加拔火罐。每天1次。

(四)耳针疗法

取胸、内分泌、肾上腺、胸椎。毫针浅刺,捻转数分钟,留针20～30分钟。每天1次。

(五)穴位注射

用维生素 B_1 注射液 4 mL 加维生素 B_6 注射液 2 mL,每次选3～5穴,每穴注入 1 mL。

(六)艾灸疗法

取阿是穴。初起时用葱白或大蒜捣烂,敷患处用艾条熏灸10～20分钟,每天1或2次。本法适用于乳痈尚未成脓者。

三、按语

(1)针灸治疗本病初期效果良好。若配合按摩、热敷,疗效更佳。若已化脓须转外科治疗。

(2)溃脓期应切开排脓,综合治疗。

(3)注意乳房的清洁卫生,保持心情舒畅。饮食应清淡,忌辛辣油腻之品。

四、现代研究

急性乳腺炎多因乳头破损,细菌(多为金黄色葡萄球菌)侵入所致。严重时可形成乳腺蜂窝组织炎及乳房脓肿,针灸治疗本病的作用机制在于:针灸可使白细胞的吞噬能力明显增强(实验表明,针灸后白细胞对金黄色葡萄球菌的吞噬指数强于其他病菌),可以起到较强的抗菌消炎作用。针灸可有效地调节患处血管的舒缩功能,改善局部血液循环,促进局部的新陈代谢,有利于清除炎性代谢产物及内毒素;针灸亦有镇痛作用,对缓解患者的疼痛,解除患者的紧张情绪,起了重要作用。

第十四节 肠 痈

肠痈为外科常见的急腹症,临床以持续伴有阵发性加剧的右下腹痛、肌紧张、反跳痛为特征。可发于任何年龄,多见于青壮年。西医学称为急慢性阑尾炎。慢性阑尾炎大多数由急性阑尾炎转变而来。阑尾腔梗阻和细菌感染是本病的主要发病原因。

本病多由饮食不节,或过食油腻、生冷、不洁之物,损伤肠胃,湿热内蕴于肠间;或因饮食后急剧奔走,导致气滞血瘀,肠络受损;或因寒温不适,跌仆损伤,精神因素等致气滞、血瘀、湿阻、热壅,瘀滞、积热不散,血腐肉败而成痈肿。

一、辨证

肠痈以转移性右下腹痛为主要症状。典型的腹痛发作始于上腹,逐渐移向脐部,6～8小时后移向右下腹并局限在右下腹。伴纳差、呕吐、恶心、便秘或腹泻、乏力。体温随着症状加重而升高,右下腹麦氏点压痛及反跳痛。

结肠充气试验、腰大肌试验、闭孔内肌试验、肛门直肠指检均有助于诊断。实验室检查可见白细胞计数和中性粒细胞比例增高。

慢性者症状不典型,既往常有急性发作病史,经常有右下腹疼痛、不适感,剧烈活动或饮食不节可诱发。

(一)气滞血瘀

腹痛开始在上腹部或脐周,逐渐转移至右下腹,疼痛程度也逐渐加剧,部位固定且拒按。伴轻度发热恶寒、恶心呕吐。苔白腻,脉弦紧。

(二)湿热瘀阻

右下腹疼痛固定不移,呈跳痛或刺痛性质,可触及包块,有明显压痛和反跳痛,发热口干,脘腹胀满,便秘溲赤,舌红、苔黄腻,脉弦滑数。

（三）热盛酿脓

疼痛剧烈，部位固定，压痛及反跳痛明显，可触及包块，壮热，恶心，呕吐，便秘或腹泻，小便短赤，舌红绛而干，脉洪数。

二、论治

（一）针灸

治则：清热导滞，通腑散结。只针不灸，用泻法。

处方：阑尾穴、上巨虚、天枢、曲池、阿是穴。

方义：本病病位在大肠腑，据《黄帝内经》"合治内腑"的原则，以足阳明经腧穴为主。取大肠之下合穴上巨虚及治疗肠痈之经验穴阑尾，合用以理气散结，疏导阳明之腑气；曲池为手阳明大肠经之合穴，可清泄肠腑邪热；天枢为大肠之募穴，配阿是穴作用可直达病所，导滞散结。

加减：气滞血瘀加合谷、中脘行气活血，通腑止痛；瘀滞化热加大肠俞、合谷清热化瘀，行气导滞；热盛酿脓加大肠俞、支沟清热解毒，导滞散结；壮热加大椎清热泻火；恶心呕吐加内关、足三里宽胸利膈、降逆止呕。

操作：各腧穴均常规针刺，泻法，留针 60～120 分钟，每天治疗 2 次。

（二）穴位贴敷

取芒硝 30 g，生大黄粉 10 g，冰片 5 g，独头大蒜 1 枚。混匀，共捣烂成膏状，贴敷于阿是穴。每天数次。

（三）耳针疗法

取阑尾、大肠、交感、神门。毫针强刺激，每天 1～2 次。

（四）激光照射

取阑尾穴、阿是穴。用氦-氖激光治疗仪每穴照射 5～10 分钟，每天 2 次。

三、按语

（1）针灸对急性阑尾炎未化脓者疗效较好。如已化脓、穿孔，须转外科手术治疗。

（2）慢性阑尾炎局部可配合艾条温和灸或隔姜灸。

（3）治疗期间应以清淡流质饮食为主。

四、现代研究

阑尾炎属中医的"肠痈"范畴，急性阑尾炎的发病多与阑尾部分肠腔梗阻、阑尾血管反射性痉挛、阑尾血液循环障碍、继发细菌感染有关。针灸治疗本病,可有效地缓解阑尾的痉挛,使阑尾运动增强,有利于阑尾腔内容物的排出,改善局部的梗阻和阑尾供血状况,增强阑尾血液循环,促进局部新陈代谢,有利于炎症及炎性代谢产物的清除,达到抗菌消炎的目的。针灸能够增强人体免疫力及提高机体自身防卫能力,增强白细胞的吞噬作用,也是针灸治疗本病的重要机制之一。

第十五节　痔　疮

痔疮,是指直肠末端黏膜下与肛门处血脉瘀结,形成小肉突起,伴有出血、疼痛、脱出的症状。生于齿线以上者为内痔,生于齿线以下者为外痔,内外兼有者为混合痔。

一、病因病机

痔疮是由于肛门裂伤、内痔反复脱垂或产育努责,导致邪毒外侵,湿热下注,使局部气血运行不畅,筋脉阻滞,日久结为皮赘。本症以脏腑辨证为主,主要与脾、大肠有密切关系,风、火、湿、热邪均为重要的致病因素。因督脉通过肛门,膀胱经别入肛门,所以本病与督脉、膀胱经有一定联系。基本病机为筋脉横解,瘀结不散。实证包括火风燥结,湿热蕴结,气血瘀结;虚证包括气虚下陷。

二、临床表现

(一)风火燥结

多由感受风火燥热之邪,结于直肠肛门部而成。故生痔后出血较多,血色鲜红,常见滴血或射血,易于肿胀热痛,大便燥结。

(二)湿热蕴结

多由饮食不节,过食厚味,嗜酒辛辣,致湿热内生,蕴结大肠,血脉失调,瘀结为痔。痔发之后,肛门坠胀或灼热,脱出,流血、血量较多,大便排出不畅,常有后坠感,腹胀纳呆,身重困倦,舌苔黄腻,脉滑数。

(三)气血瘀结

多由久坐久站、负重远行,或妇女妊娠后子宫压迫直肠肛门,或肝气郁结,致直肠肛门部气血瘀结,突起而成痔。常见于久坐久站之人,肛门直肠部内外痔混合,肿块较大,触痛明显;或有血栓形成,疼痛剧烈;伴腹满胀痛,舌质紫黯等。

(四)气虚下陷

多由出血日久,伤及气血;或久泻久痢,损及脾胃,或房劳过度,耗其肾气,以及年老体弱,中气不足,不能固摄,致肛门生痔。劳累或便后痔即脱出,需用手托送方可还纳,流血时作时止,血色浅淡,日久则气亏血弱,面色无华,气短懒言,四肢无力,舌淡脉虚。

三、针灸治疗

(一)常用处方

主穴:二白、承山、长强、会阳、百会。

配穴:风火燥结者加曲池、血海、太溪,湿热蕴结者加阴陵泉、中极,气血瘀结者加太冲、血海、三阴交,便秘者加支沟、天枢、上巨虚,气虚下陷、肛门坠胀者加气海、白环俞、足三里。

操作:诸穴针刺虚补实泻。气虚下陷、肛门坠胀者气海、足三里可采用灸法治疗。

(二)其他疗法

1.灸法

痔疮发作疼痛:腰俞灸 15 壮至 20 壮。

2.火针

在常规消毒后,插入肛门镜,找准施术部位,将火针烧红快速刺入。一般先在痔核上方(截石位)3 点、7 点、11 点 3 个母痔上方的直肠上动脉区各刺 1 针,意在阻断痔内血的来路,然后根据痔核大小,在周围及痔核上刺数针,深度以有抵抗感为宜,即黏膜基底层为止。一般每周 1 次,火针针眼 1 周后愈合,愈合前一直起作用,2 次为 1 个疗程。

第十六节　疝　气

疝气是指体腔内容物向外突出,睾丸或阴囊肿胀疼痛的病症。其发病多与任脉、足厥阴肝经有关。古代医家对本病论述颇多,名类较繁,如寒疝、湿热疝、狐疝等。本病包括西医学的腹外疝、肠套叠、肠嵌顿、精索扭转、睾丸肿大、鞘膜积液等。

本病多由坐卧湿地,涉水冒雨,寒湿之气循任脉和足厥阴经凝滞于睾丸、阴囊,气血瘀阻而肿大,遂成寒疝;寒湿之气蕴积化热,或肝脾两经湿热下注,以致睾丸肿痛,或鞘膜积液,或阴囊红肿热痛,而致湿热疝;强力负重,劳伤过多,损伤筋脉,中气下陷,以致小肠脱入阴囊,时上时下,而成狐疝。

一、辨证

以少腹肿胀疼痛、痛引睾丸或睾丸、阴囊肿胀疼痛为主症。常因久立、劳累、咳嗽、愤怒等诱发或加重。

(一)寒疝

少腹、睾丸及阴囊牵掣绞痛或肿胀冷痛,形寒肢冷,面色苍白,舌淡、苔白,脉弦紧或沉伏。

(二)湿热

疝睾丸或阴囊肿大、疼痛、灼热、拒按,伴恶寒发热、肢体困重、便秘、溲赤,舌黄腻,脉濡数。

(三)狐疝

少腹与阴囊部牵连坠胀疼痛,痛引睾丸,阴囊时大时小,立时睾丸下坠、阴囊肿大,卧则睾丸入腹、阴囊肿胀自消,重症以手上托方能回复。伴纳差、气短、神疲乏力,舌淡、苔白,脉沉细。

二、论治

(一)针灸

治则:寒疝温经通络,散寒止痛,针灸并用,用泻法;湿热疝清热化湿,消肿散结,只针不灸,用泻法;狐疝补气升陷,活络止痛,针灸并用,用补法。

处方:太冲、大敦、关元、归来、三阴交。

方义:疝气为病与肝经、任脉密切相关,以足厥阴经腧穴为主。任脉过阴器,足厥阴经脉入毛中,绕阴器,抵小腹,足阳明经筋结于阴器,故取任脉关元,足厥阴经井穴大敦、原穴太冲,足阳明经归来,以及脾、肝、肾三经交会穴三阴交疏肝理气,消肿散结,疏调任脉,行气止痛。

加减:寒疝加灸神阙、气海温经散寒;湿热疝去关元,加中极、阴陵泉清热化湿；狐疝加下巨虚、三角灸升陷止痛；恶寒发热加合谷、外关清热散寒；食少纳差，疲乏无力加足三里、大包健胃益气。

操作：诸穴均常规针刺；大敦可点刺出血。

（二）耳针疗法

取外生殖器、神门、交感、小肠、肾、肝。每次选 2～3 穴，毫针中等强度刺激。

（三）穴位注射

取太冲、归来等穴，用复方氯丙嗪或维生素 B_{12} 注射液，每穴注入药液0.5 mL。

三、按语

（1）针灸治疗本病有一定疗效。但狐疝如小肠坠入阴囊发生嵌顿，以及睾丸积水而久不能回纳的病例，应采用手术治疗。

（2）治疗期间应避免劳累，调摄营养。

四、现代研究

疝气是因腹部脏器经腹壁薄弱处或缺损处向外突出于腹腔所致。针灸治疗本病的作用机制，现代研究较少，一般认为，可能与针灸能够有效地调节肠蠕动功能，促使肠腔内容物的排泄，减轻了腹腔内的压力有关。针灸通过神经-体液调节等作用，改善患处局部的血液循环，促进新陈代谢及加强肌肉营养，使腹壁薄弱处的肌肉得以加强，也是重要方面。针灸对于可以引起腹腔内压力增高病症（如便秘、咳嗽等）的治疗，也是缓解本病症的一个重要因素。

参 考 文 献

[1] 杨朝义.实用妇科病针灸治疗学[M].北京:中国医药科技出版社,2019.

[2] 王艳君,王鹏琴,龚利.针灸推拿康复学[M].北京:中国中医药出版社,2020.

[3] 梁凤霞.针灸特色疗法[M].北京:中国中医药出版社,2019.

[4] 谢锡亮,关玲.针灸基本功[M].北京:人民卫生出版社,2020.

[5] 彭静,张琪.针灸推拿实训指导[M].北京:中国协和医科大学出版社,2019.

[6] 张捷.脑卒中针灸康复诊疗[M].太原:山西科学技术出版社,2020.

[7] 刘存志.现代针灸学[M].北京:中国中医药出版社,2019.

[8] 刘保延.中医针灸图解[M].北京:人民卫生出版社,2020.

[9] 张欣,王朝辉.针灸学实训教程[M].北京:中国中医药出版社,2019.

[10] 黄国健.针灸单穴应用大全[M].北京:中国医药科技出版社,2020.

[11] 孟宏,王莹莹.周允娴针灸临证撷英[M].北京:人民卫生出版社,2019.

[12] 陈秋明.临床疾病针灸治疗精要[M].郑州:郑州大学出版社,2020.

[13] 张轶.针灸临床治疗学[M].长春:吉林科学技术出版社,2019.

[14] 李慧梅.传统中医针灸推拿与康复[M].天津:天津科学技术出版社,2020.

[15] 高俊雄.中医针灸入门[M].北京:中医古籍出版社,2019.

[16] 李宁,吕建琴.针灸学[M].成都:四川大学出版社,2021.

[17] 黄龙祥.中国古典针灸学大纲[M].北京:人民卫生出版社,2019.

[18] 王茵萍.针灸妇科治疗学[M].南京:东南大学出版社,2018.

[19] 赵吉平,符文彬.针灸学[M].北京:人民卫生出版社,2020.

[20] 聂兆伟.中医临床诊治与针灸推拿[M].长春:吉林大学出版社,2019.

[21] 杜革术.新编针灸推拿与康复[M].长春:吉林科学技术出版社,2019.

[22] 杜广中,李青青.现代并发症的针灸诊疗[M].北京:中国医药科技出版社,2020.

［23］杨松柏.颈肩腰腿痛的针灸康复与护理［M］.合肥:中国科学技术大学出版社,2019.

［24］王华兰.小儿脏腑推拿［M］.北京:人民卫生出版社,2020.

［25］张欣,王朝辉.推拿学实训教程［M］.北京:中国中医药出版社,2019.

［26］吕明.推拿手法学［M］.北京:中国医药科技出版社,2020.

［27］李素荷.针灸临床精要［M］.广州:广东高等教育出版社,2019.

［28］井夫杰.小儿推拿学［M］.北京:中国中医药出版社,2020.

［29］沈潜,戴晓晖.常见病小儿推拿［M］.青岛:青岛出版社,2019.

［30］乔巧.现代临床针灸推拿精要［M］.长春:吉林科学技术出版社,2020.

［31］王雁慧.实用内科疾病针灸治疗［M］.长春:吉林科学技术出版社,2019.

［32］王红民.经络诊察与推拿临床思维训练［M］.北京:中国中医药出版社,2021.

［33］李鸿江.推拿按摩手法图表解［M］.北京:中国中医药出版社,2019.

［34］郭长青,谢占国.实用小儿推拿独穴疗法［M］.北京:中国医药科技出版社,2021.

［35］刘强.常见病简易针灸疗法［M］.郑州:河南科学技术出版社,2019.

［36］陈曼珍,梁丹,杜淑娟,等.针灸治疗寒凝血瘀型原发性痛经的效果观察［J］.医药前沿,2020,10(36):228-229.

［37］罗树雄.动伸推拿法治疗落枕的临床疗效［J］.光明中医,2019,34(23):3633-3635.

［38］吴伟.针灸疗法对面瘫患者的治疗效果研究［J］.中国实用医药,2021,16(9):165-167.

［39］陈土林.针灸推拿与药物联合治疗中风后遗症患者的临床效果观察［J］.中国现代药物应用,2020,14(10):191-192

［40］蒋海军.推拿手法治疗肩周炎的研究进展［J］.中医临床研究,2021,13(5):143-145.